子宮筋腫は
セルフ中医
かっさで
驚くほど小さくなる

中国国家中医薬管理局認定 高級中医刮痧師
安積 尚子

評言社

はじめに　乱れ切った現代人の生理

私は中国に12年間在住し、「高級中医かっさ師」という山東省などの省が管轄する大病院でもかっさ治療ができる国家資格を取得し、現在は奈良県で中医かっさ治療院とかっさスクールを経営しています。

本書の主題である子宮筋腫のお話の前に、私の中国や中医学との係わりをご紹介させていただきます。

1998年に国費留学生として蘇州大学で学ぶことになりました。留学中は肩こり治療のため鍼灸治療に通う健康オタクな大学生でした。日本でも鍼灸治療は時折受けていましたが、中国の老鍼灸師が肩に刺した鍼を回すときのコリがみるみる溶けていく心地よい感覚に衝撃を受けました。

日本の大学を卒業後、しばらく日本で働いていましたが、どうしても中国で働いてみたいと思い、広東省のカシオ計算機の現地法人に転職しました。ところが、転職後すぐに妊娠してしまい、さらに騙されて一文無しに。追い打ちをかけるように、妊娠を理由に勤務していた会社からは解雇されてしまいました。また、生まれたばかりの子供が誘拐されそうになりました。

普通はこんな状況であれば日本に帰るのでしょうが、まだまだ中国での仕事に未練がある私はSNSで知り合ったシングルマザーを頼り、広東省よりは安全でかつ日本人が多く、住みやすそうな上海への移住をしたのです。

シングルマザーだということを隠して、富士ゼロックス株式会社（当時）の現地法人に就職。半年間は毎週末、娘を預けて休日出勤し、平日は毎日終電で帰るほどの努力をするも、月にわずか1台のコピー機販売に留まっていました。

1年目の後半から、担当者レベルへの1台ずつの販売をやめ、工場のコピー機全台入れ替えを現地法人トップに提案し、売上を爆発的に伸ばしました。

日系営業部カラーコピー機販売台数1位を獲得し、1年半で営業マネージャーに昇格したのです。

上海に住み続けるつもりで入社したのですが、蘇州地区の販売てこ入れのため優秀な部下1名と共に蘇州に転勤となり、2度目の蘇州在住となりました。

その蘇州で友人にかっさなるものの治療院を紹介されました。

何でもその友人はちょっと前までかなり太っていたのだそうですが、私と知り合ったときは標準よりもスリムであり、太っていたとはにわかには信じられませんでした。

いざかっさ治療を受けてみると、小さな力で施術しているにも関わらず、今まで体験したことがない痛すぎる治療です。かっさはすごいと直感し、毎週治療を受けることにしました。

私は喘息体質で、それまでは2週間風邪を引き、その後半に気管支炎になり、2週間で治り、再度2週間風邪を引き気管支炎を起こすという病気のサイクルを年中繰り返していましたが、かっさ治療開始の半年後から風邪すら引かなくなり、気管支炎とも無縁に。漢方も鍼灸も効果がなかったのに、かっさで喘息が治ってしまったのです。

また、どろどろだった経血もかっさ治療でサラサラになったのです。

これはコピー機を売っている場合ではないと、4年お世話になった富士ゼロックスを退職しました。シングルマザーだったので、4歳の娘をお手伝いさんに預け、居住地から1000キロ離れた河南省鄭州市で、かっさの勉強を始めました。

同時期に日本にも一時帰国し、娘を実家に預けながら整体技術も学びました。

2010年に上海にて、地域で一番古い築50年のエレベーターなしのオンボロアパートの空中階で看板なしでかっさ治療を開始しました。

開業当初は集客に苦労するも、口コミで開業から6年で月商200万円を一人治療院で達成するまでに至りました。

その後、今の主人と知り合い、奈良県に移住して、開院することになりました。

2022年の春頃から、わざわざ県外から子宮や卵巣のお悩みで治療に来る患者さんが増え始めました。

mRNAコロナワクチンを接種すると、体内でスパイクタンパク質（コロナウイルスの棘）が産生されます。

スパイクタンパクは女性ホルモンのエストロゲンと結びつきやすい性質を持つことから、子宮、卵巣、胸など女性ホルモンが多い部分に棘が刺さり、炎症を引き起こしやすくなったことが、婦人科の悩みを持つ方が増えた原因の一つと考えられます。ワクチン未接種の人もワクチンを接種した人と接することで同様の症状が引き起こされる（シェディングといいます）との査読付き論文が多数出ています。

これらのことから、女性なら誰でもコロナウイルスのスパイクタンパクの影響を受けて、体調が悪くなりやすい環境にあると言っても過言ではないでしょう。

現在では、当院の7割以上の患者さんが婦人科治療目的で来院しています。

婦人科疾患が単に増えただけであれば、主に県内の女性が来院するはずです。半数以上の患者さんが県外から通院していますが、なぜ県外から奈良県という田舎にあり、交通の便もさして良くない当院にわざわざお越しになるのでしょうか。

それは、病院での処方通りに服薬しても生理の血が4か月も止まらなかったり、温存したいのに医師に「手術で子宮を取ってしまいましょう」と安易に言われたり、子宮動脈塞栓術の手術を受けた後も腹部の張りと腹痛が続いたりと、病院では婦人科の症状がどうにもならなかったからです。

婦人科の症状が病院で改善されなかったり、治療方針に納得がいかなかったりと、行き場がない闇の中、一寸の光を求めて患者さんは治療に来られるのです。

肝臓、脾臓、腎臓（本書ではこの三つの臓器を「三臓」という）を整えると生理の血がサラサラになり、排卵痛や生理痛から解放され、生理周期が28日に近づき、血に塊が混じらなくなり、生理が3日で終わり、生理中であっても夜は出血がほとんどなくなります。

よく患者さんに驚かれるのが、健康な女性の生理は3日で終わるということです。学校で、生理期間は7日間と教わった方が多いと思います。しかし、実のところ三臓が整うと生理は3日でほぼ終わり、4日目は排尿後に拭いたときにトイレットペーパーにわずかに血が付く程度の出血になります。生理中であっても夜も昼用ナプキンで十分に過ごせます。これが本来の生理なのです。

そして女性ホルモンについても、西洋医学一辺倒の病院で言われることと実態は違います。

「女性ホルモンが悪さをして筋腫が大きくなる」と西洋医学の信奉者は述べます。西洋医学でいわれるように、女性ホルモンが本当に子宮筋腫の原因であれば、15歳から35歳のエストロゲンやプロゲステロンなどの女性ホルモン数値が高い女性に子宮筋腫が多発し、ホルモン分泌が少なくなる中高年女性は少なくなるはずです。

しかし実際には、子宮筋腫は若い女性には少なく、中高年の女性に多発しています。ですから、女性ホルモンが筋腫を大きくする原因であるという理論は破綻しているのです。

女性ホルモンは代謝をアップし、肌を潤わせ、艶をアップし、脳や血管の弾力を保つことで高血圧を予防し、悪玉コレステロールを減らし、善玉コレステロールを増やすことで動脈硬化を防ぐ素晴らしい物質です。女性が男性より長生きなのも、この女性ホルモンにより体が守られているからなのです。

実のところ、女性ホルモンは神から女性にプレゼントされた健康寿命を延ばすための素晴らしい物質なのです。

女性ホルモンが悪者という誤った考え方に基づいた治療を行っていれば、子宮筋腫をはじめとした婦人科の病を治すことは難しいのです。

また、薬で症状を一時的に抑えたり、手術で子宮を取り除いたりすると新たな不調が発生しやすくなります。
子宮筋腫の本当の原因は、別にあります。臓器が元気になり、臓器バランスが整うと婦人病の悩みから解放されます。それだけに留まらず、気分がウキウキし、シミが薄くなり、肌艶が良くなり、むくみや痛みから解放され、若々しく、そして美しさが溢れ出てくるのです。

私は、本当に健康な女性の生理とはどういったものか、どのようにして良い生理の状態を実現するのかを、世の中の女性すべてに知っていただきたいのです。
本書が、世の中の女性が女性ホルモンを味方に付け、快適に排卵期・生理期・閉経期を過ごし、女性としての人生を謳歌できる一助となれば幸いです。

安積 尚子

子宮筋腫はセルフ中医かっさで驚くほど小さくなる――目次

第3章　子宮筋腫を小さくする生活習慣

第4章　セルフ中医かっさと中医アロマ療法で子宮筋腫を小さく

第5章　婦人科病の本当の原因と根本的治療法

第6章　中医かっさを用いた奇跡の治療事例

第1章

すべての女性疾患の元を正す
三臓法師（肝臓、脾臓、腎臓）

1　現代人の三臓（肝臓、脾臓、腎臓）は乱れ切っている

2022年春以降、県外から婦人科の調整のために来院する患者さんが増え始めました。現在では半数以上が県外から来院し、患者全体の7割以上が婦人科治療目的で来院しています。

主な病名としては子宮筋腫、子宮腺筋症、子宮内膜症、機能性月経困難症。症状としては生理不順、生理痛、過多月経、無月経、過長月経、血の塊が挙げられます。

私の周りを見渡しても、一定期間当院で治療をした患者さんを除いて、生理が正常という女性はほとんどいません。

❶生理が3日で終わる

そもそも、正常な生理とは、どういうものを指すのでしょうか。

❷24時間昼用ナプキンのみでこと足りる
❸夜はほとんど出血しない
❹血の塊がなく赤くてサラサラ
❺痛みがない
❻28日周期で生理が来る

これが本当に健康な女性の生理です。

私が周りの女性や患者さんを診て推察する限り、❺の「痛みがない」と❻の「28日周期で生理が来る」に該当する方はそこそこいるものの、❶～❹に該当する方はかなり少ないという印象です。

現代では、❶～❻すべてに該当するパーフェクトな生理の女性は皆無と言っても過言ではないと思います。

延べ2万1500人のかっさ治療を通してわかったことは、体が整うと❶～❻すべてに該当するパーフェクトな状態に限りなく近づいていくということです。

私は自身の中医かっさ治療体験に加え、2万1500人の中医かっさ治療を通し、中医基礎理論の正しさと中医学の実践パワーを改めて実感しました。

私自身も多くの患者さん同様、以前は出血が1週間近く続き、血の塊がありましたが、かっさを通じて体が整うと出血が3日で止まり、血もサラサラになるということを、身をもって体験しました。

自分のケアを怠ると経血がドロドロになったり、生理前に胸が張ったりして「ああ、調子が悪いのだな」と気づかされます。

そして、そのような状態のときは、肩こりや頭痛も起きやすいのです。

生理の調子というのは、本当に女性の体調そのものを表すものだと実感させられています。

❶生理が3日で終わる

当院の初診患者さんの生理期間は平均7日ほどで、中には1年以上経血がだらだらと出ている方もいます。初診時に3日で生理が終わっている患者さんは皆無です。

「えっ、正常な生理期間は7日じゃないの⁉」と思った方も多いのではないでしょうか。

なにしろ、小学校での保健の時間にはそう習いますからね。

正常な生理は３日で終わると習ったときは、確かにそうだなと思いました。というのは、私の場合、先に自分の体がかっさ治療で整い、７日続いていた生理が３日で終わるようになっていて、後から３日の生理が正常だという理論を友人の生理講座を受けて知ったからです。

生理の目的は、妊娠しなかった場合に子宮内膜を剥がし、次回の排卵に備えるというものです。

子宮は鶏卵ぐらいの大きさで、長さが７～９㎝、幅が４㎝ほどの器官です。ということは、子宮内膜を全部剥がしたとしても、せいぜい卵１個分の卵液が排出されれば十分なはずです。

卵１個を割って中身を外に出す場合、本当に７日も必要でしょうか。ゆっくりと卵液を外に出す場合でも、３日もあれば十分ではないでしょうか。

子宮内膜を剥がして外に排出するのに７日もかかるのは体に異常が起きているサインです。

❷24時間昼用ナプキンのみでこと足りる

経血の量に関しても、現代人は異常に多いといえます。

前述の通り、子宮は鶏卵の大きさであり、子宮内膜を剥がして排出するのが生理です。鶏卵1個分の卵液を吸収するだけなら昼用ナプキンで十分ですよね。

仮に3日で卵1個分の卵液を排出する場合、1日当たり卵3分の1個分の卵液を吸収することになります。

卵3分の1個分の卵液だけであれば、昼用ナプキンをトイレに排尿目的で行った「ついで」に取り換えるだけで十分なはずです。生理の血が漏れていないか心配でしょっちゅうトイレに行くというのは異常なのです。

初診患者さんの中にも、仕事中忙しくてトイレに行けないので、タンポンをした上に夜用ナプキンやショーツ型のナプキンを着用し、漏れないようにしているという方は少なくありません。

現代人に異常な出血が増えているのは、あなたも職場の同僚女性やご友人のお話などで実感としてお持ちではないでしょうか。

❸夜はほとんど出血しない

当院に初めて来院する女性のほとんどが夜は夜用ナプキンを使用しています。

初回治療時に「夜は夜用ナプキンを使用していますか？」と質問すると皆様「なんでそんな当たり前のことを聞くの？」という顔をされます。

このくらい現代では夜用ナプキンを使うのが常識になってしまっているのです。

「本当に体が整うと夜の出血は少なくなるので、夜用ナプキンは必要なく、昼用で間に合うようになりますよ」と説明すると、またまたびっくりされます。


昔の女性は尿を膀胱にためておくのと同様に、トイレに行ったときに膣にためておいた血を排泄していました。尿と血はためておく場所は違いますが、どちらもトイレに行ったときだけ排出するものだったのです。

当院の患者さんからも、かっさ治療をしてからは、トイレで尿のように経血を排泄できるようになった結果、経血がナプキンから漏れにくくなり、ナプキンの数も減り、助かっているという声をいただきます。

本来寝ている間は副交感神経が盛んになり、心拍や血圧が下がり、尿の生成が緩慢になり、子宮内膜を剥がす活動も一時休止します。寝ている間に血が出ること自体が異常なのです。

また、私達人間は一定の年齢になるとおねしょをしなくなり、朝まで尿を漏らさずに過ごし、朝トイレで尿を排出します。

「寝ている間に出血するということは、おねしょをしているのと同じ」なのです。寝ている間に少し血が下着についてしまう程度は仕方がないとしても、夜用ナプキンを使わなくてはいけないほど大量に血が出てしまうということは、「夜中にたくさんの尿を漏らしている」のと同じ異常な状態なのです。

世の中にはかなりの割合で夜用ナプキンを使っている「血のおねしょ」状態の女性がいると推察されます。

実際にナプキン売り場に行ってみますと、40㎝のおむつに近いような巨大なナプキンが売られており、昼用よりも夜用のラインナップのほうが多いのです。つまり、夜に出血する女性が多いということを裏付けています。

世の中の女性すべてが健康であれば、夜用ナプキンというものはこの世に必要ないものです。

世の中の女性の生理を正常化し、夜用ナプキンを売り場から一掃するのが私の夢です。

❹血の塊がなく赤くてサラサラ

初診の患者さんの９割が生理のときに血の塊が出ると答えており、肝臓の調子が落ちている女性が多いことがわかります。

私はいつの頃からかは記憶にありませんが、気づくと経血に塊がまじるようになっていました。ところが、30代に中国でかっさ治療を受けてから、またサラサラの血に戻り、かつ色も黒っぽいものから赤い綺麗な血の色に変わり、「ああ、体が整うとこんなに血の色や塊に変化が起きるのだな」と思ったものです。

中医学では、経血に塊が混じる場合は肝臓の機能が落ちていると考えます。

血がどろどろだと子宮筋腫をはじめ、全身に腫瘍ができやすくなります。

❺痛みがない

排卵痛や生理前の痛みは肝臓が、生理期間の下腹部痛は腎の冷えが絡んでいることが多いです。腎の冷えや弱りはむくみ、白髪、脱毛、腰痛、老けて見える、骨粗鬆症などの症状でも表れてきます。

現代では、生理痛に耐えられず、鎮痛剤を飲む女性も少なくありません。副作用としては胃粘膜へのダメージが知られていますが、鎮痛剤の一番の問題は中毒性です。内海聡著の『医学不要論』には、以下の通り書かれています。

「解熱鎮痛薬は、重要な医原病薬である。この薬を使う意味はほとんどない。『鎮痛剤中毒』という言葉があるくらい常習性があり、飲むほどに痛くなることがままある」

私の患者さんにも明らかに鎮痛剤中毒の女性Sさんがいました。

なんと、ほぼ毎日頭痛のために鎮痛剤を飲んでいたそうです。

現在は頭痛が改善し、飲む頻度が減ってきましたが、完全に鎮痛薬を手放すまでにはまだ治療が必要な状態です。

また、私が上海で開業していたときに、生理痛がひどいためロキソニン錠を箱買いし、薬剤師さんにも心配されていた患者Aさんがいました。

当時、ロキソニン錠は「医療用医薬品」に指定されていて、処方箋なしで買うことができませんでした。それくらい強い薬を処方されるほど痛みが強かったのです。

日本在住のAさんは、かっさの集中治療を受けるため上海に短期滞在し、1か月近く治療をさせていただきました。

かっさ治療開始後初めての生理では、初日に2時間だけ生理痛が発生したものの、その後は痛みが発生せず、薬を飲まずに生理期間を過ごすことができました。

30代後半の患者さんでしたが、実に約25年ぶりに鎮痛剤なしで生理期間を過ごしたことになります。約25年も頼ってきた鎮痛剤を1か月の集中治療で手放せるようになったということは、患者さんにとって奇跡ともいえます。

ちなみに、上海から1か月ぶりに帰国したときにお母様から「首が出てきた」と言われたそうです。これは何を意味しているかというと、治療（出国）前は首が短かったのが、首が長くなった状態で帰国したということです。

首や肩には中医学では肝臓とペアと見なされている胆囊の経絡が通っています。胆囊の経絡が詰まると経絡中の気血の流れが悪くなり、経絡付近の筋肉が緊張し、縮こまります。

肝臓や胆囊を整えると首や肩が緩みますので、亀が甲羅の中に首を引っ込めるようにコリ縮まっていた首が弛緩して長くなり、結果として首が長くなった（出てきた）ように見えるのです。

この患者さんを治療したのは10年以上も前のことですが、ロキソニン中毒から1か月で抜け出せたことと、「首が長くなった」ではなく、「首が出てきた」という表現が面白くかつぴったりで、今でもこの患者さんのことが忘れられません。

ベトナムで仕事を立ち上げると言っていましたので、今頃はどこに住んでいるのかな？ 元気にしているのかな？ とAさんのことを時折思い出します。

❻28日周期で生理が来る

1か月で2回生理が来る女性もいれば、長い方だと3か月から6か月に1回しか生理が来なくてナプキンがなかなか減らないという女性もいます。

数か月に１回の生理ですと、いつが排卵なのかわからず、妊娠したい方にとっては非常に大きな問題です。

３～６か月に１回しか生理が来ないが２人の子供がいる女性がいます。このような生理周期で乱れもある方が自然妊娠を２回もできたというのは、奇跡としか言いようがありません。

この方も上海時代の患者さんで、途中で私が本帰国してしまったために治療が中断してしまいましたが、治療開始数か月後には、生理周期は１・５～２か月ほどに短くなってきていました。

かっさは体の状態を中庸に持っていく働きがありますので、体が整うにつれ、どんどん生理周期が28日に近づいていきます。

生理周期が長すぎる方は短くなり、生理周期が短すぎる方は長くなるのです。

生理周期の安定は妊娠を希望している方、子供を産みたくないと思っている方双方に重要です。

このように私たちが学校教育や病院でいわれる「通常の生理」と「本当に体が整ったときの生理」とは大きな乖離があります。

初回治療は「今まで教わってきた生理の常識」を覆す初めて聞く情報の連続で、患者さんは皆びっくりされます。

本書を読んでいるあなたも今まさに本当の生理はどのようなものかを知り、驚いているかもしれませんね。

三臓（脾臓、肝臓、腎臓）が乱れた結果、残念ながら❶～❻に当てはまらない女性のほうが多いのが現状です。

しかし、私はこのような状態を打破し、本書やかっさ治療、かっさ講座を通し、❶～❻の状態に当てはまるような三臓の状態が良い健康な女性を増やしていきたいと考え、日々邁進しています。

読者の皆さんには、この本の内容を実践していただき、健康な排卵期と生理期間を送ってほしいと思います。そして、その実践を通して元気になったことを周りの女性に伝え、正常な生理の女性を増やす立役者になっていただきたいのです。

2　滞った気の流れを回復してくれる肝臓さん

❶肝臓の状態は顔に現れる

肝臓の調子が悪くても排卵も生理も順調！　そんな女性は絶対にいません。

「えっ、私は生理はいまいちだけど、健康診断の肝臓の数値はばっちりだし、お酒も飲まないから私の肝臓は元気なはず！」と思った方もいると思いますが、西洋医学的検査での肝臓の数値が正常でも、排卵や生理に問題を抱えている女性は多数います。

むしろ婦人科に問題を抱える女性のほとんどが健康診断での肝臓の数値が正常で、飲酒量も少ないといえるくらいです。

当院では初診時に「望診」といって、皮膚のシミ・艶・色味、皺、体型、舌の色・形・厚さ・舌苔などの見た目を観察し、「肝臓が悪いですね」と患者さんにお伝えすることが多いです。

問診なしで望診だけでも患者さんの肝臓の状態が悪いことがわかりますので、詳しく問診する前から望診の結果を伝えてしまいます。

じっくり見なくても、ドアを開けて目があった瞬間に、来院する方の肝臓を含めた体の状態はほとんどわかります。

これは私に限らず、長年中医学に携わってきた方のほとんどがそうだと思います。何万件も臨床を重ねると、「この見た目の人はこの症状を持っている。この症状は外観にこのように表れる」ということが統計的にわかるからです。

肝臓が悪いと伝えると、大抵の患者さんが、「いえ、先生。私は、健康診断の肝臓の数値は正常なのです」と返答してきます。

肝臓に対しての西洋医学と東洋医学の見地が全く違うため、私と患者さんの「肝臓」に対しての会話に食い違いが生まれてしまっているのです。

私が見た目だけで中医学的に肝臓が悪いと判断するのは、以下のような方です。

①眉間に皺が寄っている

眉間の皺は肝臓の気の巡りが悪いことを表します。

眉間に皺が寄っている状態では肝臓が司る目の気が滞っている（目の周りのエネルギーが巡っていない）ということを表します。

気は血にのって血と一緒に流れます。「気の流れが悪い＝血の流れが悪い」ということです。

血は疲労物質を取り去り、栄養物質を届けるものです。その血が届きにくい場所は必ず弱っています。

眉間に皺があるということは、目や眉の気の流れが悪いということ。目や眉に血が流れていないということです。目が疲れていたり、乾燥していたり、視力が低下していたり、目頭に痛みがあるということを表します。

木・火・土・金・水の五行でいうと、肝臓と目はどちらも「木」に属します。

目に問題があるということは肝臓に問題がありますので、眉間の皺ひとつで肝臓が悪い患者さんだということがわかります。

五行分類表

五行		木	火	土	金	水
自然界	五味	酸	苦	甘	辛	鹹
	五方	東	南	中	西	北
	五色	青	赤	黄	白	黒
	五化	生	長	化	収	蔵
	五気	風	熱	湿	燥	寒
	五季	春	夏	長夏	秋	冬
人体	五臓	肝	心	脾	肺	腎
	五腑	胆	小腸	胃	大腸	膀胱
	五官	目	舌	口	鼻	耳
	五声	呼	笑	歌	哭	呻
	形体	筋	脉	肉	皮毛	骨
	情志	怒	喜	思	悲	恐

②頬にシミがある、またはファンデーションののりが悪い

皮膚も肝臓の状態を表します。

黒いシミは日焼けも関係していますので、あまり気にしません。外での運動をよくしてきた女性なら、健康状態に関わらず多少頬に黒い日焼けジミがあってもおかしくないからです。

私が着目するのは薄茶色のシミです。いわゆる肝斑というもので、これはファンデーションを塗るとかえって浮き上がって、すっぴん時よりもシミが目立ちます。日焼けジミがファンデーションで目立たなくなるのとは対照的です。

そしてファンデーションが粉をふいていたら、もう「肝臓が悪い」ということが決定的で、この判定は覆りません（笑）。

本人がなんと言おうと、中医学的には「肝臓が悪い」という診断が下されます。

肝臓が元気な方はファンデーションが薄付きになりますが、肝臓が悪い方がファンデーションを塗ると、肌が粉をふいて、肌になじんでいないように見えるのです。

液体であろうが、粉であろうが、高級なファンデーションであろうが、とにかく肌になじまないのです。

ファンデーションが肌から分離して浮き上がっているように見え、いわゆる「ファンデーションのノリが悪い」といわれる状態です。そういう方は、お肌のお手入れではなく、肝臓のお手入れが必要なのです。

実際当院の患者さんはフェイシャルかっさの施術を受ける方は少なく、ほとんど全員がボディのかっさ治療をメインで受けるのですが、それでも肌や眉間の状態はどんどん改善していきます。

中医かっさ治療で肝臓が元気になっていくにつれ、肝斑が薄くなり、眉間の皺が寄りにくくなり、肌に透明感が出て、ファンデーションのノリも良くなります。

フェイシャルかっさでも肌が綺麗になりますが、ボディかっさで内臓を元気にするほうが見た目を良くするうえではより重要です。

内臓の状態が肌に表れます。頑張ってお肌のお手入れをしたり、化粧をしても、内臓が疲れていれば若く見せることには限界があります。

眉間も肝斑もファンデーションのノリもすべて肝臓が決定するので、フェイシャルよりも肝臓のかっさ治療が重要なのです。

これらを踏まえて、生理や排卵の状態を問診する前に「肝臓が悪いですね」とお伝えすることとなります。

あなたの見た目が、肝臓が元気な女性のそれであるかどうか、今すぐ鏡で顔をチェックしてみてください。

❷生理前に胸が張る

あなたは生理前に胸が張りますか？

生理前に胸が少し大きくはなっても、痛みがないのが正常な女性の体の状態です。

おそらくほとんどの女性が、「生理前に胸が張って痛みがありますか？」の問いに「Ｙｅｓ」と答えるのでないでしょうか。

この生理前に胸が張ってかつ痛みがあるというのも、肝臓の調子が悪いサインの一つです。

肝斑はあるし、眉間の皺はあるし、ファンデーションは粉をふくし、胸は張るし、と全部に当てはまった方もがっかりしないでください。

これらをすべて改善する方法をこれからお伝えしていきますので、安心してください。

さて、生理前に胸が張って痛いというのはどういう現象でしょうか。

胸中の気が流れていない状態を表します。気が流れずにひとところにたまるので、だんだん胸の中の気が増えます。風船を膨らましたような状態です。

本来、この風船の中の気は他の場所に流れていかなくてはいけないのですが、胸に留まっているということです。風船の中の気が流れ出ずどんどん流入してくるばかりだと、風船は大きくなります。それが神経を圧迫して、痛みを感じるのです。

気の流れは肝臓が調節しますので、「胸が張って痛い」＝「気の流れが悪い」＝「肝臓の状態が悪い」という図式が成り立ちます。

中医学的に説明すると、気の昇降出入運動を気機と呼び、気機の調節は肝臓が担っています。つまり、肝臓の気を流す働きが弱っているときに胸が張るのです。

肝臓の調子が良いと、胸の張りが生理前でも生じず、ある日「ツー」と何の前触れもなく液体が膣から垂れてきて、「あ、もう生理の時期か」となります。

私も「胸が張らない」ことが多く、生理の時期をつい忘れてしまいます。何の前触れもなくツーっと経血が出てきて外出先で困ることがあり、バッグにはいつもいくつかナプキンを携帯するようにしています。

生理がきつくて予定日は用事を入れないとか、キャンセルするという方から見ると生理の時期を忘れてしまうというのは信じられないことかもしれませんが、誰でも中医かっさでこの状態を自分で作り出すことが可能です。

❸生理のときの血がねばねば、どろどろとしている

当院に婦人科の調子が悪いと訴えてくる女性のほとんどに血がねばねばしていたり、筋状であったり、塊が出たりという症状が見られます。これも肝臓の調子が悪いときのサインです。

中医学では、気が血の流れを助ける、すなわち気が巡れば血も巡ると考えるのです。このため、気の滞りがあれば血瘀《けつお》といって血の流れが悪い状態も一緒に起こりやすいと考えます。

事実、生理前に胸が張って痛いけど経血はサラサラという女性に出会ったことはありません。気が少なかったり、気が流れなかったりする状態が続くと、いずれ血も流れなくなりますので、気滞と血瘀は同時に存在するともいえます。

このため、中医学では「気滞と血瘀」ではなく、「気滞血瘀がある」というふうに「気滞と血瘀は一体化した事象と捉えた」表現をします。

かっさ治療を受けると、早い方は次の生理時に、遅い方でも次の次の生理時には血がサラサラに変化します。

あらかじめポータルサイトやGoogle Mapで他の方の口コミを見てくる患者さんが多いのですが、その状態ではまだ血がサラサラになることに対して半信半疑です。治療開始後1回目もしくは2回目の生理時に血がサラサラになったのを実際にご自身の体で体感し、「口コミに書いてあったことは本当でした！」とか「先生が言っていた通り本当に血がサラサラになりました！」と報告してくれます。

あなたも中医かっさを実践してサラサラの血を手に入れてください。

早い方では初回治療の次の生理時に、何十年も血がどろどろだった方でも、翌々時の生理で血がサラサラになります。

中医かっさをやり続ければ塊なし、筋なしの赤色の絵の具を水で溶いたような、混じりけのない鮮やかな赤い血に変わります。

❹全期間昼用ナプキンで済む出血量

肝臓には全身の血液量の分配をするという働きがあります。

肝臓が元気であれば子宮に分配する血の量も適切になります。また、脾臓が元気な女性は生理の血はさほど出ません。

厚くなった子宮内膜を剥がして次回の妊娠に備えるのが生理の目的ですので、たくさん血を出しても意味がないのです。

「生理は悪い血を出すものだから、生理のときにたくさん血を出したら良い」と思い込んでいる人がいますが、生理で出す血が悪い血なのではなく、あくまで今月使わなかった厚みがある子宮内膜を次回の着床に備えて剥がすのが生理の目的です。

そもそも、自分の血がサラサラした良い状態のものであれば、わざわざ貴重な血を出す必要もないわけです。

生理の血はたかだか４㎝幅しかない子宮の中の内膜を剥がすことが目的なので、経血量は少なければ少ないほど良いのです。

たくさん経血が出てしまうと貧血の原因となります。貧血は中医学では血虚という、血が足りないことで良くない病状を引き起こします。

①腎血虚（腎臓の血が足りない状態）
髪はバサバサ・パサパサ。枝毛や白髪も多くなります。髪は血余といわれ、血の余りでできているので、血液が行き届かない頭皮からは毛が生えにくくなり、毛が減って頭皮が目立ちます。
②肝血虚（肝臓の血が足りない状態）
爪が白く割れたり、ヒビが入ったり、薄くなり、艶がなくなります。

爪の根元のほうにある白い部分を「爪半月《そうはんげつ》」といいますが、薬指の爪半月がない場合も血虚です。
③脾血虚（脾臓の血が足りない状態）
唇が白っぽかったり、ガサガサでリップが手放せないのも血虚です。舌の色はピンクが正常ですが、血が少ないと白っぽく見えます。
④心血虚（心臓の血が足りない状態）
顔艶が悪くなります。
⑤肺血虚（肺の血が足りない状態）
肌が乾燥し、皺が多く目立つようになります。

一言で血虚といっても、水分代謝や脂肪の代謝で見た目は変わります。痩せている方はいかにも栄養や水分がいきわたっていない枯れかけた植物のようなイメージです。ぽっちゃり型の場合は水だけ与えられている植物です。脂肪や水分でポチャッとしているので、ぱっと見は栄養不足だとはわからないのですが、仔細に見ると、髪・爪・唇・肌に艶がないのです。

血虚は見た目だけでなく、身体的な機能にも影響を及ぼします。

頭部に血が巡らないとめまいを起こします。

目が血で滋養されないと、乾燥し、物が見えにくくなります。

足に血が回らなければ、足がつりやすかったり、歩行困難になります。

関節が血で滋養されなければ、動きが悪くなったり、すり減って関節痛の原因になったりします。

また、血虚は精神不安も引き起こします。心血虚、肝血虚といって、心臓や肝臓に血が不足した状態になると、不眠、夢が多い、夢の中身を覚えている、驚悸（驚き、おそれ、不安、情緒変動、疲労がきっかけとなり生じる一時的な軽症の動悸）が生じやすくなります。

❺経血が4日以上出るのはイエローカード！

さて、あなたの生理期間は何日でしょうか。

7日くらいだから自分の生理は正常だと思っている方が多いのですが、前述の通り健康な女性の生理は3日で終わります。4日目はトイレで拭いたときにちょっとトイレットペーパーに血が付くぐらいが正常です。

肝臓には全身の血液量の分配をするという働きがあります。肝臓が元気に働いていれば生理は3日で終わります。4日以上出血がある方は肝臓の改善余地があるということです。生理が1週間以上だらだらと続くのは、レッドカードが出ている状態です。

❻夜の出血はおねしょと同じ

健康な女性の場合、生理期間の夜は出血が減ります。

夜は副交感神経が盛んになりますので、健康な人は尿が少量しか作られず、トイレにほとんど行かないですよね。同様に、夜は出血が少なくなるのが正常で、夜に出血するのは、前述した通り、尿を漏らしているのと同じです。

かっさで体が整ってくると、生理の全期間夜はほとんど出血しなくなり、夜も昼用ナプキンで過ごせるようになります。また、日中も経血をためられるようになり、トイレで排尿時に血も一緒に膣から出せるようになります。特に膣トレーニング等は必要ありません。夜だけではなく、昼の血のお漏らしも少なくなるのです。

当院の患者さんで50代のAさんも治療開始前は2週間ほど生理が続き、経血量が多く生理の2日目、3日目はできるだけ用事を入れないようにしている状態でした。

現在は出血が4日程度になり、昼用ナプキンだけで過ごせるようになりました。「今は昼用ナプキンで1日過ごせる量の出血になりましたが、衛生のためにナプキンを替える」と言っていましたので、もしかしたら全生理期間おりものシートで十分かもしれません。

このように、生理の期間や出血量というのは、年齢に関係なく、かっさでコントロール可能なのです。生理期間を気にせずに生活できたらこんなに楽なことはありません。生理期間であろうが、排卵期間であろうが、旅行を目いっぱい楽しんだり、出張に集中したりすることができます。

❼肝臓を整えた結果妊娠し、脾臓を整え、流産を克服した30代女性

当院に妊活目的で通っていた30代の女性Iさんという方がいました。流産経験が一度あり、その後子供がなかなかできず、不妊治療をしていましたが、不妊治療に疲れて治療をお休みしていた期間に当院に通われていました。14回のかっさ治療後、自然妊娠したことがわかりました。不妊治療のお休み期間の妊娠ですから、これは正にかっさ治療のお蔭で妊娠できた事例です。

Iさんは気分の落ち込みが激しく、肝臓の状態も良くありませんでした。肝臓の気の流れは情緒にものすごく影響を与えます。気の流れが悪いと落ち込みやすく、ちょっとしたことでヒステリックになりがちです。

妊娠したいのになかなかできないとなると、気分の落ち込みが一層激しくなり、旦那様に八つ当たりし、夫婦関係も悪化しがちです。

これを読んで、これは私に当てはまるかもと、どきっとした方もいることかと思います。こんな場合は、肝臓の調子を整えると良いでしょう。

肝臓を整え、気の流れがスムーズになると、まず明るい気持ちになり、落ち込みにくくなります。鬱の気がある方は、治療後明るい表情になり、「あー、何だか気持ち

が明るくすっきりして楽になりました！」と言われます。

また、Ｉさんは４・２㎝の子宮筋腫もありました。４・２㎝という細かい数字を覚えていることからも、妊娠に対するストイックさや細かい性格であることがうかがえます。おおらかな性格の人は４㎝「くらい」の筋腫と覚えていたり、人に伝えたりします。あまり細かいことを気にしない性格のため、ストレスがたまりにくいです。４・２㎝という細かい数字を覚えていてかつ人に伝える人は、細かいことにこだわり、ストレスをためがちです。

ストレスは肝臓に影響を与えますので、気の巡りを阻害し、血行も悪くなります。そうすると筋腫ができて切迫早産のおそれも出てくるわけです。

おおらかな気持ちで過ごすことを心がけることも、排卵と生理を安定させるためには大事になってきます。

不思議なことに、肝臓を整えるとあまり小さなことが気にならなくなります。

気分が明るいと、多少のことは「まあこれくらいはいいか」と流せるようになるものです。うつうつとしていると他人の言動がいちいち気に障り、数値や検査結果に一喜一憂し、ストレスをためるようになってしまいます。

細かいことが気になり、ストレスをため気味の人は肝臓を整え、気の流れをスムーズにすると人間関係も体調も好転しやすくなります。

Iさんは経血に血の塊が混ざり、排卵痛、生理前の下腹部痛もありましたが、これらは肝臓と関係します。肝臓を整えるとこれらが解消されていきます。肝の気が強すぎる（肝臓の症状が強く出すぎている）と脾臓が攻撃され、流産や早産をしやすくなります。肝気を整えると脾臓が攻撃されなくなり、流産や早産をしにくくなります。

Iさんは腰痛もよく訴えていました。反り腰で腰痛が発生していたのもありますが、腎臓の弱りも腰痛の原因となっていました。中医学では腎臓の弱りが腰痛や膝の痛みに関係すると考えます。

腎虚（腎の弱り）が改善されると腰痛も改善されます。

腎臓を強くし、肝臓を整えると、病院での不妊治療がうまくいかない女性でも自然妊娠でき、脾臓を整えると正常な妊娠期間を全うできるということを証明してくれた症例でした。

3　胎児、血液、体液をホールドし、栄養豊富な血液を生成する脾臓さん

❶脾臓の状態は消化に影響し、脾は気（エネルギー）を生む

中医学にはよく「気」という言葉が出てきます。

血は目に見えます。血液検査などで血液中の成分を調べたり、女性の場合は経血からその状態を確認することが容易に可能です。一方で、気は目に見えないため、「気といわれても一体何のことかしら？」と思う方も多いと思います。

私が中医かっさ講座で使用している張碧英、張再良編著の『中医基礎理論』には、「①気は人体を構成し、その生命活動を維持している身体の中を流動している精微物質であり、強力なエネルギーがあって絶えず運動する特性がある。例えば営気、水穀の気、呼吸の気など。②臓腑、組織の生理機能。例えば臓腑の気、経脈の気など。

ただしこの2つは相互に関連しあっており、前者は後者の物質的基礎であり、後者は前者の機能的表れであるという関係にある」

と記されています。

気を生み出すためには父母からもらった先天の精気（遺伝的要素）、食べ物から得る水穀の精気、自然界の精気（酸素）が原料として必要になります。

気の生成には肺・脾・腎が関係しますが、その中でも一番重要なのは胃が食べ物を受け入れ、脾臓が消化する機能です。

気には、①元気、②宗気、③営気、④衛気の4種類がありますが、いずれも胃と脾が働いて初めて生み出されるのです。

何だか中医学の用語が出てきて難しい話になってしまいましたが、

- 気はエネルギーを持っていること
- 気は常に動く性質があること
- 気は胃が食べ物を受け入れ、脾臓が食べ物を消化することで生まれるもの

と理解していただければと思います。

❷出血をコントロールする脾臓

いわゆる不正出血は脾臓と関係があります。

排卵期の出血、生理前の出血、生理期間がだらだら続く、生理期間に大量出血するなどはすべて脾臓と関係があります。

また、血便、血尿、歯肉出血、気づいたら青あざができているというのも、腸、腎臓、膀胱、尿路、歯肉の問題だけではなく、根本的に脾臓が弱っているため発生している問題と考えることができます。

出血の根本原因である脾臓を調節せずに、出血が起きた部位のみに着目してもなかなか症状は改善しません。

例えば、尿路結石もなし、尿路感染もないのに尿に血が混じっている場合があります。

このような場合、腎や膀胱だけではなく、脈外に血を漏らさず、脈内で血を巡行させる働きがある脾臓を調整することで、出血が止められる可能性が大きいのです。

❸赤ちゃんを体内に留めておく

また、流産は中医学的には「脾気下陥」によって起きる症状と考えます。脾の昇清機能（胃より上に栄養を運ぶ機能）が弱い状態で、胃や子宮が下がってしまい、胃下垂、子宮脱などを引き起こします。

「脾気下陥」症状の中に流産や早産も含まれます。

脾臓が元気であると、食べ物を消化し、気（エネルギー）が発生しやすくなります。

「脾臓が元気」＝「気がたくさん」という図式が成り立ちます。

気がたくさんあるかどうか、脾臓が元気に働いているかどうかは、次ページのチェックリストで確かめられます。

これらはすべて気が足りなかったり、脾臓が弱っている状態を表します。

すぐ汗をかくのを代謝が良いと勘違いしている人が多いですが、代謝が良い人との違いは冷えがあるかどうかです。

代謝が良い人の場合、体温が37℃以上で、手足、腰もポカポカしています。

気が足りない場合に起きる症状

◉息切れしやすい。すぐ疲れる。
◉夕方に電池切れする（夕方以降エネルギー切れで勉強、仕事、家事がしにくい）。
◉寝ても寝足りない（長時間寝たわりに疲れが取れていない）。
◉不正出血がある。出血量が多い。
◉食後に眠気に襲われる。
◉休日の午前９～11時に二度寝してしまう。あるいはこの時間帯に寝ていたい。
◉休日に遅くまで寝ている。
◉４日以上生理が続く。
◉すぐ汗をかく。
◉流産しやすい。早産しやすい。内臓下垂がある。
◉脱肛。
◉子宮脱。
◉頻尿。
◉早漏。
◉食べても味がしない。
◉唇の色が薄く、白っぽい。唇ががさがさでリップクリームが手放せない。
◉梅雨の時期にだるさを感じる。
◉下痢しがち。
◉便に未消化物が混じる。
◉朝起きにくい。

一方、体温が36℃台以下、手足が冷え、お腹や腰を触ると冷たい人の場合は、気虚（エネルギー不足）による汗ですので、代謝が良くて汗が出る人とは全く違う汗かきです。

「脾臓が弱る」＝「気が少ない状態」です。

体に必要な体液を体内に留める働きが弱ります。結果として、頻尿、大して動いていないのにすぐ汗が出る、男性なら早漏というように、体液がすぐ外に出てしまうのです。

気虚＝脾虚の人が妊娠すると、早産や流産のリスクが高くなります。

胎児を体内に留めておく力が不足しており、早期に外に出ていってしまうのです。

妊娠はできるけれども、流産を何度も繰り返す方は、根本的に脾臓を強くする必要があります。体に必要なものを留めておく力がついて初めて正常な妊娠期間を全うできるのです。

脾臓が弱っている状態を無視して、何度も妊娠や出産を試みても、ますます流産しやすくなるだけです。

なぜかと言うと、流産も含めて出産時は大量に血や羊水などの体液が外に出ます。血や羊水は気をのせていますので、血や羊水と一緒に気が外に出ていきます。そうすると、出産以前や流産以前より出産後や流産後は気が足りなくなります。ただでさえ気が少ないために流産したのに、気が減った状態で再度妊娠すると、胎児を留めておく力は前回の妊娠期間より減っていますので、前回より早く出産あるいは流産することになります。

早産や流産を避けるためには、妊娠前に脾臓を強くしておくことが必須となります。

汗かき、頻尿、体が冷たい、出血が多い、生理がだらだら続く方、すぐ疲れる、寝ても寝足りない方は、妊娠前にこれらの症状を改善しておきましょう。

❹母の中医かっさ治療で脾臓を強化し、起立性調節障害を克服した小学生

以前上海でかっさ講座を受けたMさんから、「小学生の娘にかっさをしたところ、朝、自分で起きてくるようになったのです！」とご報告いただいたことがあります。当時はまだそういう病名はあまり知られていませんでしたが、現在でいう「起立性調節障害」で、毎朝学校に行く娘さんを起こすのが本当に大変だったそうです。

それが、かっさ治療をしたところ、娘さんが自分で起きてくるようになったそうで、お母様からすると、晴天の霹靂ともいうべき変化だったようです。

朝起きられないというのは、脾臓の弱りから起きる症状です。朝自然に自分で起きられるようになったというのは、脾臓が元気になったということです。

朝、起きられなければ学校にも遅刻してしまいます。一人暮らしの大学生の場合は、大学の午前の単位を取り損ねて留年になってしまいます。社会に出る年齢になってからも遅刻してばかりでは、ビジネスパーソンとして働くことは難しいでしょう。

また、起立性調節障害のままでは結婚なんて夢のまた夢かもしれません。朝起こしても起きられない女性と結婚したいと思う男性は少ないわけですから。

このような脾虚の子供が初潮を迎えると大変悲惨な状況になります。夜の出血がひどく、シーツが毎夜血で染まってしまいます。また、生理期間が長い上に経血量が多く、休み時間毎に夜用ナプキンを換えに行かなくてはいけないため、落ち着いて学校生活を送ることもままならないのです。

娘さんの脾虚をお母さんが治療したことで、お母さんの子育てが楽になったばかりか、将来の流産や早産リスクも減り、娘さんの人生そのものが大きく変わったといえる事例です。

当時小学生だった娘さんは、もう高校生の年齢です。

中国育ちで、ハリーポッターの英語版の小説を、寸暇を惜しんで読みふけっていたトリリンガル美少女でしたが、今ではどんな娘さんに成長したのか、楽しみです。

この本を読んでいたら、ぜひ近況を写真とともに送ってほしいなと思います。

4 温まることで排卵痛、生理痛をなくし、むくみを取る腎臓さん

❶生理痛は腎臓の冷えから起こる

ご自身のお腹や腰に手を当ててみてください。もし冷たければ腎臓や子宮が冷えているということです。髪の毛の艶がない、細い、脱毛が多い、白髪が多い、髪がパサパサというのも腎虚といって腎が弱っている状態を表します。

腎臓が温まると生理痛や排卵痛が起きにくくなります。腎臓を温めればその重い排卵痛からも生理痛からも解放されます。もう学校や会社を休むこともなくなります。

第3章「1　子宮筋腫を小さくする食生活」の腎に帰経する温性の食材や、第4章「2　中医アロマ　❺腎に帰経するオイル」で、腎臓を温めることが可能です。また、第5章「3　子宮体がん・子宮頸がんの本当の原因と解決方法　❻加温し、がん細胞を減らす」の項も参考にしてください。

❷腎が冷えると不妊になる

冷えがあると、男女ともに不妊に、男性は勃起不全や早漏になりやすくなります。

妊娠を望む場合、男女とも腎が温かいということが非常に大事になります。

腎の陽気が全身を温め、子宮も温めます。腎臓は子宮と一体といっても良いくらい腎の状態は子宮に影響を与えます。

腎が冷えたまま不妊治療に取り組んでも、着床は難しいでしょう。冷えてカチカチのベッドより、温かくフカフカのベッドのほうが受精卵にとっては良い環境だということは想像に難くありません。

妊娠希望の方は、不妊治療の前にまずは腎を温めましょう。子宮が冷たいまま体外受精などの西洋医学の不妊治療をしても、成功確率が低く、意味がありません。

❸腎が強くないと性欲が湧かない

腎はエネルギーをためる場所でもあります。遺伝的に父母から受け継いだ生殖の精（エネルギー）は腎にためられます。父母が性に淡泊だと遺伝的に子も性に淡泊になりやすく、逆に性欲が強い父母からは性欲が強い子供が生まれやすいです。

腎臓にためられる父母から受け継ぐ「先天の精気」は食べ物が消化されて発生する「後天の精気」と強く結合し、腎の中で「精気」として存在します。先天的に精気が少なくても、食事を充実させることで「精気」を充実させ、性欲を高めることが可能ということです。

また、逆に父母から受け継いだ「先天の精気」が多くても、コンビニ食・冷凍食品・お菓子・菓子パン・総菜パン・シリアル・ファストフードのようなものばかり食べていれば「後天の精気」が少ないため、結果として腎中の精気が少なくなり、生殖器が元気に働かないということになります。

腎を強くする食生活やエッセンシャルオイルについては、第4章で説明します。

❹男性が腎気を損ない男性不妊になる本当の原因とは

男性が腎気（生殖のエネルギー）を損なう一番の原因は実は射精です。

精液というのは腎気の塊、生命エネルギーの塊です。射精すると精液と共に腎気が外に出ていきますので、射精すればするほど腎気が失われ、腎気が失われ、男性側が原因の不妊になりやすくなります。

また、気は精液を留めておく性質があり、気が射精により少なくなると精液を留める力が少なくなるため、早漏になりやすいのです。

射精により腎気が失われ、元気な精子が作られにくくなるという悪循環に陥ります。特に性欲が少ない男性、精子の動きが悪い男性は、子供を作る日以外は精液を漏らしてはいけません。普段の性行為では精液をためにため、女性の性感を満たすことに尽力し、射精を慎むことが望ましいです。そして今日こそは子供を作るぞという日にのみ、腎気で満たされた精液を子宮に送り込むのです。

性行為は男性の性的快感を満たすためのものではありません。

現代では男女を問わず性交の目的が射精だと勘違いしている人が多いです。

性エネルギーや性行為の目的については、内海康満著『生命を支配する陰陽の法則』をご覧ください。中医学に合致する性エネルギーの話が詳しく書かれています。

中医学の考え方が反映されていて、初めて読んだときは衝撃の連続でした。本の内容と中医基礎理論が一致していること、著者の洞察の深さに感銘を受けたものです。

男性不妊で悩むカップルにも腎気を充実させ、妊娠するためにぜひ読んでいただきたい本です。

❺射精は男性の痴呆症を招く最大の原因

腎は脊髄を通して脳髄とつながっており、射精しすぎて腎精（腎の精気）が枯渇すると、脳髄から腎精を補い、精液を作ることになります。射精を長年続けていると脳髄が枯渇し、高齢時に痴呆症を発症しやすくなります。子作りを終えた男性はエネルギーをためてパワフルに人生を送るために、射精をしてはいけないのです。

決して性交をしてはいけないということではありません。性交は大いに楽しみ、でも射精はせずに腎にエネルギーを充足させ、仕事もプライベートも内にためたエネルギーでパワフルに充実させるのが本来あるべき男性像なのです。

❻腎が弱るとむくみが発生し、だるいばかりか水太りする

腎は水分代謝と大きく関係します。かっさ治療を受けると、本当によく尿が出るようになります。治療前にトイレに行っても治療直後にもまたトイレに行きたくなり、しかも大量に尿が出ます。治療直後に出た尿の分だけ体内に余分な水分が残っていたということになります。

中医かっさは体を中庸に持っていく働きがあるため、治療をするたびに排尿間隔は

正常化します。しょっちゅう尿意を催してトイレに行くわりに、ちょっとしか出ずに、しかも残尿感があるというのが頻尿の方の特徴ですが、排尿間隔が広がり、１回でしっかり、すっきりと尿が出るようになります。

腎が元気になると、腎気が多くなり、しっかりと尿を膀胱にため込むことができるようになります。

夜間頻尿が改善されると睡眠の質が上がり、朝起きたときにすっきりした感じがします。また、膀胱に弾力が出てくると尿をすっきりと外に押し出せるようになり、残尿感が出にくくなります。

中医学では、膀胱と腎は同じく水に属し、属絡関係といってペアの関係にあります。

したがって腎を調整すると自動的に膀胱機能も向上するのです。

あまり尿が出ない方の場合は排尿間隔が短くなります。２回目のかっさ治療でよく言われるのが、「先生、トイレに行く回数が増えました」というセリフです。

腎が元気になると、体内の余分な水分を尿として自分で外に出せる状態になり、むくみがどんどん減っていきます。かっさをすればするほどむくみが出にくくなり、結果として服のサイズが落ちていきます。

1回目の治療直後でもズボンのウエスト・太もも・ふくらはぎがゆったりとして履きやすくなり、靴も履いてきたときより緩くなり、帰りの足取りも来たときより明らかに軽くなります。これは体にたまっていた水分が外に出たことで起こります。

かっさ治療するたびに腎機能が上がり、尿を作る力も膀胱に尿をためる力も強くなるので、しっかり尿が出てむくみにくくなり、サイズが落ちやすくなるのです。治療をするたびに腎臓が強くなり、造尿能力が上がり、代謝がどんどん良くなるのが嬉しいですね。中医かっさが根本から体を改善するポイントといえるでしょう。

ちなみに、かっさ講座を受けたMさん（娘さんの起立性調節障害を治したお母様）は、コツコツとセルフかっさをし、なんとズボンのサイズが2サイズも落ちました。

第2章

どんどん大きくなる子宮筋腫をどうにかしたい！

1 周りの臓器を押し潰し、癒着する子宮筋腫のおそろしさ

子宮筋腫は、毎月、排卵や生理の度に大きくなったり小さくなったりと大きさが変化します。常に大きくなり続けるわけではありません。

初潮を迎えた女性は、妊娠していなくても死ぬまでずっと乳汁を作り続けます。毎月、生理の度に乳汁は子宮に下り、経血として排出されます。生理前は乳汁で満たされた胸が張りやすくなり、生理が始まると乳汁が子宮に下がるため、胸の張りが軽減されます。

このように胸も子宮も乳汁の生成と移動で大きくなったり小さくなったりするので、子宮筋腫の大きさに一喜一憂する必要はありません。

ただし、毎月大きくなり続ける子宮筋腫には注意が必要です。

今まで見た患者さんの中で一番大きい方はお腹がスイカ大の大きさになり、妊婦さんのように見え、電車で席を譲られるほどでした。

この患者さんもかっさ治療を受け、ドロドロで塊がたくさん混ざっていた経血がサラサラにはなりましたが、最終的にはお腹の痛みが強くなり、手術になってしまいました。

もう少し早く来院されていたら、手術を受けずにかっさで筋腫を小さくすることができたのにと残念でなりません。

子宮筋腫がスイカ大の大きさになる前でしたら、かっさ治療でどんどん小さくしていくことが可能です。

しかし、あまりに大きくなると、周りの臓器を圧迫したり、癒着したりし、子宮筋腫手術や子宮摘出手術だけでは済まず、人工膀胱や人工肛門造設術を受けることになってしまいます。

お腹の痛みが発生したときは、すぐに病院で手術を受ける必要があります。痛みは体の異常を知らせてくれるサインです。

生理期間でも排卵期でもないのに痛みがある場合は、くれぐれも無理な温存はせず、速やかに手術を受けましょう。

エストロゲン分泌量と年齢別子宮筋腫の患者数とは相関関係がないことが、次ページのグラフでわかります。

エストロゲン分泌量は20代後半がピークです。

これに対し、子宮筋腫の患者数は35〜39歳、40〜44歳と徐々に増え、45〜49歳でピークになり、50〜54歳、55〜59歳と徐々に減っていき、エストロゲン分泌量と相関関係を示しません。

肝臓の気を巡らせる働きが落ちると、血の巡りも悪くなります。35歳頃から血流が落ちてきて筋腫ができ始めます。経血がどろどろの状態が続くと、筋腫は徐々に大きくなります。

50歳以降は閉経する女性が増え、閉経前に比べ子宮に血が巡りにくくなり、子宮筋腫が枯れたような状態になり、50歳以上の子宮筋腫患者数が減少すると考えられます。

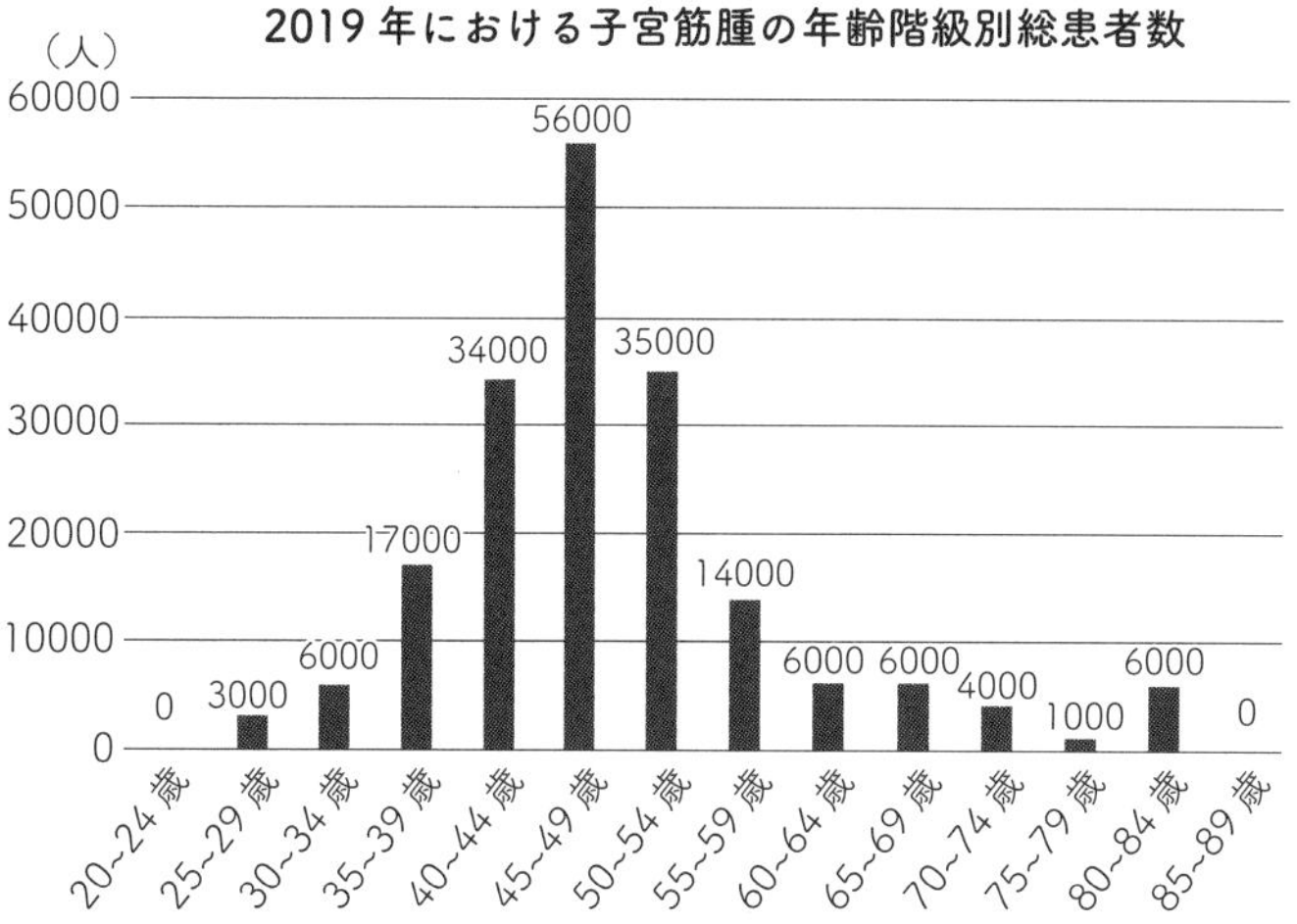

（出典　厚生労働省「令和２年 患者調査」）

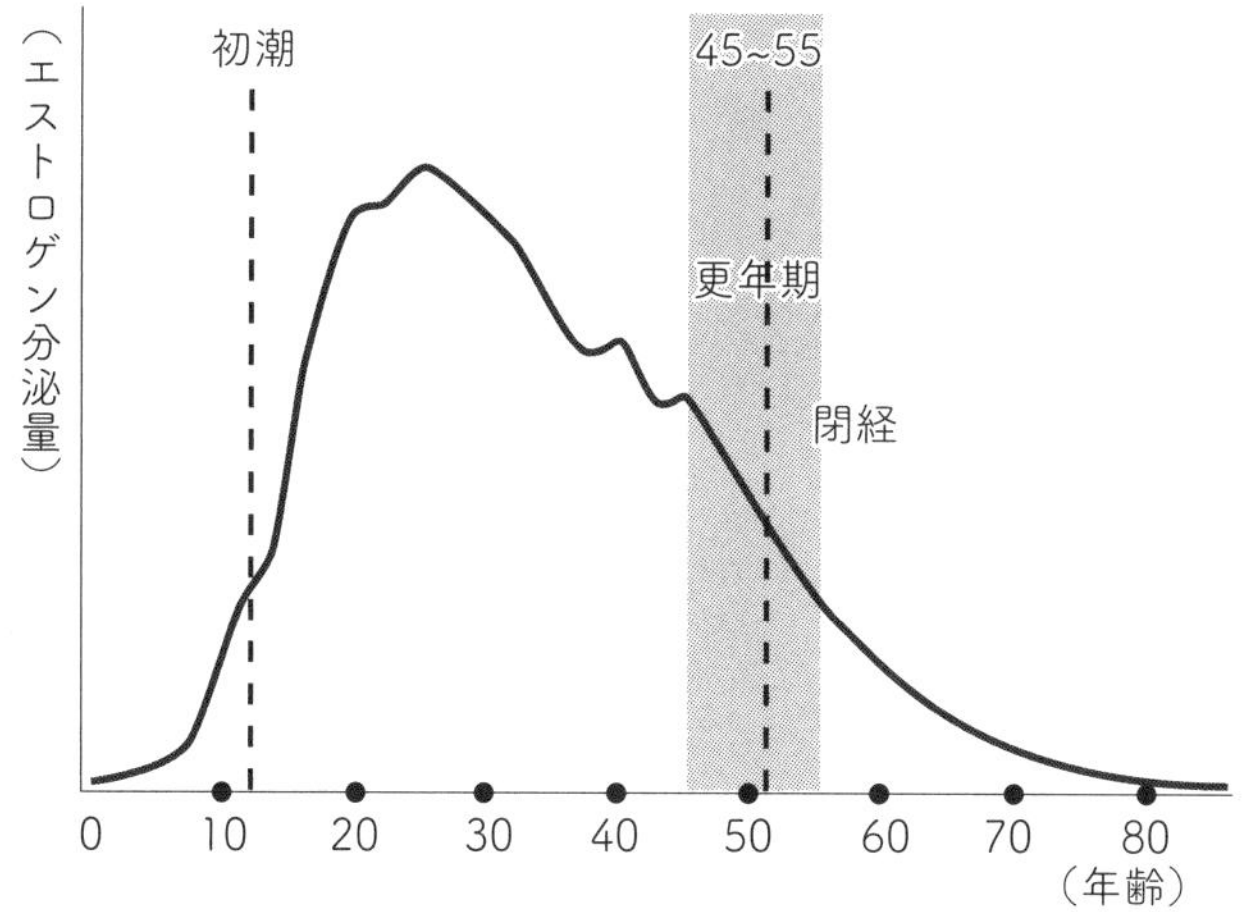

エストロゲン分泌量と子宮筋腫に相関関係はない。

2　気滞タイプの子宮筋腫

気滞タイプの子宮筋腫の発生原因は肝臓にあります。肝臓の気を巡らす働きが落ちると、胸やお腹全体が張ります。そして子宮内部で本来は流れるべき気が一か所に留まり、流れ出ていかなくなり、硬さとして表れたものが気滞タイプの子宮筋腫です。原因が肝臓にあるので、気滞タイプの子宮筋腫の場合も主に肝臓を治療します。

気滞タイプの子宮筋腫が発生するプロセスは以下の通りです。

まず、ストレスを受けます。肝臓はストレスに弱く、ストレスを受けると気を巡らす働きが落ちます。

「気が巡れば血が巡る＝気が滞れば血が滞る」の原理で血流が悪くなります。

特に衝脈、任脈という子宮と関係が深い腹部を通る経絡の気血の巡りが悪くなると、子宮に塊ができます。

3　血瘀タイプの子宮筋腫

血がドロドロしたことにより、子宮に塊ができるのが血瘀タイプの子宮筋腫です。つまり血が凝結することによる子宮筋腫です。血瘀タイプの子宮筋腫は硬くて移動しないのが特徴です。いつも同じ場所が硬い感じがします。

生理期間中や出産後は子宮筋腫が発生しやすい時期です。衝脈、任脈という子宮につながる経絡が空虚になり、腎にためられている腎気・腎精が少なくなります。

初めは気滞タイプの子宮筋腫から始まりますが、気滞が長く続くと血の流れも悪くなり、血瘀タイプの子宮筋腫に発展します。血瘀タイプの子宮筋腫は、気滞タイプの子宮筋腫より重篤で、小さくするのが大変です。

血がドロドロしていると子宮筋腫ができやすくなります。

毎月の排卵と生理の周期により筋腫は大きくなったり小さくなったりしますが、あまりにも血がドロドロだと子宮筋腫はどんどん大きくなります。

血がサラサラしていると、子宮筋腫はできにくくなります。子宮筋腫を小さくするうえでは、血をサラサラにすることが重要になってきます。

血瘀は肝臓が気を巡らす機能が落ちると発生します。

血瘀タイプの子宮筋腫が発生する原因には、以下の4つがあります。

①性交渉

性感が刺激され、愛液が流れ出ます。愛液には腎精・腎気が含まれますので、愛液が出ることで腎気が外に出ていってしまいます。気が少ないと、子宮内の血を巡らすことができず、子宮内に血が残ります。これが塊を形成し、子宮筋腫となります。

②寒邪の影響を受ける

薄着をしていたり、プールや水風呂に入ったり、冷房に長時間当たったり、冷たいものをたくさん飲食したり、怪我などで冷シップをすることで、寒邪が子宮内に入ってきます。通常は、衛気という気が脈外や体表を巡っていて、外邪の侵入を防ぎます。しかし、疲れていて気が足りない状態では、衛気がうまく働かず、邪気の侵入を許してしまいます。寒邪は血の巡りを滞らせます。血の巡りが悪くなり、塊が発生し、子宮筋腫を形成します。

③怒りで気が昇ってくる

気の滞りがあると、肝鬱化火といって火をふきやすくなります。

また、乾燥した季節や風邪を引いたとき、喫煙などにより肺が弱っている場合は、肝臓の気が上がるのを抑制できず、気が上がりすぎてしまいます。

頭頂部の痛みや目の張った痛みなどが生じやすい状態です。

上半身に多くの気が上がり、子宮を含めた下半身の気が不足した状態です。

子宮の中の気が少ないことにより血の巡りが悪くなります。どろどろの血が塊となり、子宮筋腫を形成します。

④考えすぎ

プライベートの心配事や仕事の課題、将来のことなど、過度に思考してしまう場合があります。このようなときは脾臓が弱くなります。

脾臓が弱ると消化がうまくいかず、食べ物から作られる気（水穀の精微）が少なくなり、気が血を巡らす力が落ち、子宮内に血が残ります。

これが塊を形成し、子宮筋腫となります。

4 痰濁《たんだく》タイプの子宮筋腫

水分が正常に代謝されず体にたまった病理物質のうち、粘性が高いものを痰、粘性が低いものを飲といいます。体内の正常な体液を津液《しんえき》と呼びますが、きちんと代謝されず体内に残ってしまった病理物質を痰飲と呼びます。この痰飲は気管や肺などの呼吸器以外にも、臓器や四肢など全身に存在します。

上海で治療をしていたときには、瀉血《しゃけつ》といって皮膚表面に1㎜の短い鍼で穴を開け、その上からカッピングをして、汚い血（瘀血）を出す治療をしていました。

いきなり下処理をせずにカッピングをすると、サラサラの綺麗な血ばかりが出てきてしまいます。先にマッサージをしたり、かっさをしたりして、体表に邪気や痰飲、瘀血を浮き上がらせてから瀉血をすると綺麗な血はほとんど出てきません。赤と紫の絵の具を混ぜたようなどろっとした汚い血ばかりが出てきます。

この瘀血に混ざって肩から痰が出てきたTさんという患者さんがいました。

どろどろの血に混ざって明らかに粘性が高いネバっとした白っぽいものがカップに粘着していたのです。血はカップを傾けると動くのですが、この痰は粘着性が非常に強く、カップに引っ付いて傾けてもカップから動かないのです。

痰飲は、呼吸器以外にも全身の体液が巡る場所すべてに存在します。水分が代謝されずに残った粘性が高い病理物質が子宮内や付近に停滞したものが痰濁タイプの子宮筋腫の正体です。湿のため、押すとブヨブヨ柔らかく移動しやすいのが特徴です。

Tさんは喘息がひどく、年中咳と鼻水、鼻づまりに悩まされており、湿がたまって見た目がポチャッとし、舌も湿で肥大して歯形がついていました。

喘息は肺だけではなく腎も関係します。肺は呼気に、腎は吸気に影響を与えます。腎が弱ると吸いにくくなるので、呼吸が浅くなり、咳が出やすくなります。

Tさんは喘息や鼻炎があることから肺と腎臓が弱っていることがわかり、また口から出る痰だけでなく肩にも痰がたまっていたため、肺、脾、腎臓すべてが弱って全身の痰飲が多い状態だということがわかります。全身に痰飲が多く、肩からも瀉血時に痰が出てきたというわけです。

Tさんのような方は、痰濁タイプの柔らかいブヨブヨして移動しやすい子宮筋腫ができやすく、水分代謝と関係が深い肺・脾臓・腎を調整する必要があります。

痰飲が発生する原因は何なのでしょうか。

肺が貯痰の器であるのに対し、脾臓は生痰の源といわれます。飲食物が脾臓で消化吸収される過程において、余った水分は脾臓の力により、消化器から肺や腎へ送られ、肺により汗、腎により尿になります。

肺に届いたのちに汗に変換するのは肺の役割、腎に届いた後尿を作るのは腎の役割ですが、消化器から肺や腎に水分を運ぶのは脾臓の役割です。この脾臓から肺や腎に水分を運ぶ過程がうまくいかないと痰飲が生じやすくなります。

次に、脾臓が弱る原因について説明しましょう。

脾臓は湿気に弱く、梅雨時期など湿度が高い時期は脾臓が弱りやすくなります。

また、糖質の摂りすぎ、白砂糖、白米、小麦粉など精製された糖質を含む食べ物は脾臓を弱くし、消化機能を低下させます。特に白砂糖はリーキーガット（leaky gut：直訳は「漏れやすい腸」）といって腸に穴を開け、菌・ウイルス・タンパク質などの異物が血中に漏れだし、遅延性アレルギーを引き起こすことが知られています。

本来は腸の目は細かく、タンパク質をアミノ酸に細かく分解して吸収するのですが、炎症を起こした組織は穴が空いたようになってしまい、タンパク質が分解されない大きな分子のまま血中に流れ、血が流れ着いた体内の各所で遅延性の炎症を起こします。

また、間食などで一日に何度も飲食する人は栄養過多であり、消化器官を常に使っているため、脾臓（消化機能）を弱らせます。睡眠時間以外はずっと胃腸に食べ物が存在しているうえ、寝ているときも消化器官を働かせているわけです。起きている間中消化器官は働き続け、寝る直前まで食べ物が入ってくるため、寝ている間も消化器官は働かざるを得ません。これでは脾臓の消化機能が弱ってしまって当然です。

このように一日中食べる習慣が身についている人も脾臓を弱らせます。間食しているものも糖質が高く、食事でも糖質を摂るので、知らず知らずのうちに糖質過多の食生活になって脾臓の消化機能を弱らせているのです。

脾臓が弱り、うまく肺や腎に水分を運べないと、消化器内で水分がたまり、食欲不振、おなかが張る、消化不良、胃もたれ、みぞおちのつかえ、吐き気、嘔吐、呑酸、食べ物の味が感じられない、軟便、下痢などの症候が生じます。

そのほか、多量の白い痰、咳、胸苦しさ、めまい、動悸、むくみ、手足が重だるいなど多湿による症状も表れます。

白っぽい舌の上に、白い舌苔が粘っこく付着し、舌がむくんで肥大し、歯形がついている場合も湿がたまっていることを表します。

また、中医学では気は津液を巡らせる働きがあり、「気巡れば血巡る」と同様、「気巡れば水を巡らし、気滞れば水が滞る」といわれ、逆に「水が滞った状態＝気が滞った状態」と考えます。つまり、気が巡れば湿や痰が子宮に留まりにくくなるので、気の巡りと関係が深い肝臓の治療も必要となります。

気滞タイプ、血瘀タイプ、痰濁タイプとも共通して子宮筋腫発生に関係しているのが肝臓で、子宮筋腫治療では、特に肝臓が重要になります。

第3章

子宮筋腫を小さくする生活習慣

1　子宮筋腫を小さくする食生活

❶中医学の食養生の観点

子宮筋腫は第2章で述べたように、気滞タイプ、血瘀タイプ、痰濁タイプの3タイプに分かれ、どのタイプにおいても肝臓が気を巡らす働きが重要になってきます。

中医学には「帰経《きけい》」といって、薬物や食材が人体のどの部分（適用範囲）に作用し、薬効が表れるかを指し示す概念があります。

例えば舌の両脇の肝臓の反射が出る場所が赤く熱がありそうな場合は、肝臓に帰経した涼性の食品を摂るとバランスが取れます。

あまりこだわりすぎても何を食べてよいかわからなくなって、かえってストレスになりますので、あくまで目安として知っておくと良いでしょう。

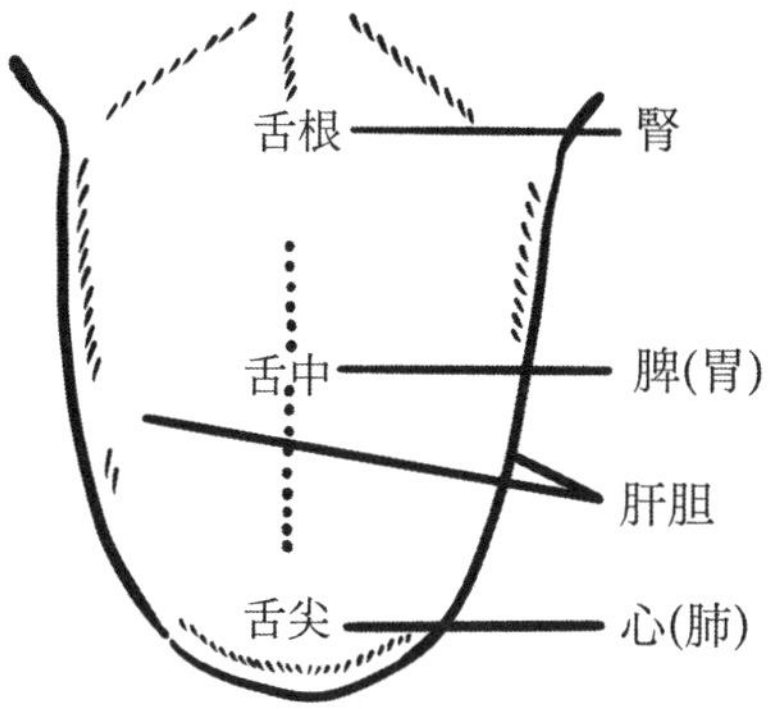

舌の診方

舌の状態で内臓の大まかな状態を知ることができる。
舌の先が赤い場合、肺や心に熱があることを表す。
同様に舌の脇が赤い場合は肝臓や胆嚢に熱があることを表す。
舌根部分がざらざらしていると腎の弱りがある。
舌が厚く、歯形がついている場合はむくんで湿がたまっていることを表す。
紫は血瘀を表す。舌の裏側に紫の血管が見える場合も血瘀。
黄色い舌苔は熱を、白い舌苔は湿や寒を表す。
舌の色が薄く白っぽいと血虚を表す。
舌の中心部に裂紋がある場合は胃が慢性的に荒れていることを表す。

❷気の巡りを調節する食材

気を巡らす働きがある食物はツーンとした香りがあるものが多く、食欲をそそり、気の巡りを良くしてくれます。

気が巡ると体液や血の巡りも良くなり、筋腫がどんどん小さくなります。

気を巡らせる働きがある食品は、以下の通りです。

みかん
五味…甘　酸
五性…温
帰経…肺　胃
効能…気機(気の昇降出入運動)の調整。胃の働きを助ける。臓腑を温め、痰飲を乾燥させ取り除く。
適応症…胸膈に気が詰まったことによる胸部の膨満感。嘔吐。糖尿病。

オレンジ
五味…甘　酸
五性…涼
帰経…肺　胃
効能…食欲を増進し、胃の気を降ろす。津液を生じさせ、喉が渇かないようにする。肺を潤す。
適応症…胃炎。吐気。嘔吐。甲状腺結節。リンパ節腫大。肺熱による咳嗽《がいそう》。咽喉腫痛。

文旦
五味…甘　酸
五性…寒
帰経…肺　胃
効能…脾臓の働きを強くする。咳止め。酔い覚まし。
適応症…糖尿病。食欲不振。味覚減退。消化不良。

グリーンピース
五味…甘
五性…平
帰経…脾　胃
効能…胃と脾臓を整え、上がりすぎた気を降ろす。風邪《ふうじゃ》（風の邪気）を取り除き、利尿して湿を排泄する。
適応症…糖尿病。吐逆。下痢と腹張。足がつる。乳少。水虫。腫れもの。できもの。

蕎麦
五味…甘
五性…涼
帰経…脾　胃　大腸
効能…食欲を増進し、排便を促す。胃気を下降させ、胃腸に停滞した食べ物を消化する。
適応症…白濁したおりもの。下痢。二日酔い。淋病。冷や汗。

瑰花（バラ科ハマナスの花の蕾。ローズヒップティーの原料）
五味…辛　微苦
五性…温
帰経…脾　肝
効能…気機を調節し、鬱症状を抑える。血を巡らせ、血瘀を解消する。
適応症…風邪、寒邪、湿邪の侵襲による四肢や関節の疼痛や痺れ。腹中冷痛。胃の冷痛。乳腺症。月経過多。おりもの。腸炎による下痢。肝胃気痛。悪心嘔吐。消化不良。吐血。痰に血が混じる。喀血。

金柑
五味…甘　辛
五性…温
帰経…肺　脾　肝
効能…気機を調節し、鬱症状を改善する。痰を取り除く。酔い覚まし。
適応症…高血圧。動脈硬化。

玉葱
五味…甘　辛
五性…温
帰経…肺　胃　肺　心
効能…脾の働きを高め、気の巡りを改善する。胃の働きを調和し、消化を促進する。
適応症…食欲不振。便秘。赤痢。腸炎。寄生虫による腹痛。創傷。潰瘍。不正出血。トリコモナス膣炎。脂質異常症。

らっきょう
五味…苦　辛
五性…温
帰経…肺　胃　肺　心
効能…陽気を通じさせ、塊を取り除く。気の巡りを促進し、停滞症状を改善する。
適応症…下痢。腹痛。疲労困憊。怒りやすい。めまい。不眠。

❸血の巡りを良くする食材

筋腫が硬く移動しない血瘀タイプには、血の巡りを良くする食品がおすすめです。

血の巡りを良くする食品は、以下の通りです。

青梗菜（チンゲンサイ）
五味…辛
五性…温
帰経…脾　肝　肺
効能…瘀血を解消し、腫れものを消滅させる。血液循環促進。潤便利腸。美肌。体を強くする。
適応症…活血化瘀。消腫し同時に解毒する。化膿。乳腺症。便秘。

ビーツ
五味…甘
五性…涼
帰経…脾　肝　肺　胃　腎
効能…清熱解毒。血瘀し止血する。殺虫解毒。おりものを少なくし、月経を調整する。
適応症…麻疹。肛門腫痛。血液循環不調による閉経。血腫。

くわい
五味…甘　苦
五性…微寒
帰経…心　肺　肝
効能…清熱。利尿。解毒。消腫散瘀。
適応症…熱病口渇。肺熱咳嗽。皮膚熱毒。解毒。口渇。頭痛。小便の色が濃い。肺熱咳嗽。胃腸の熱毒。栄養不良によるむくみ。煎じ液で洗う：小児の胎毒。

酢
五味…酸　苦
五性…温
帰経…胃　肝
効能…血流を促す。胃腸に詰まった食べ物を取り除き、消化を促す。湿を取り除き、塊をなくす。腫れものや潰瘍を治癒する。散瘀。止血。解毒。
適応症…産後の出血多量によるめまい。黄疸。吐血。鼻血。大便下血。陰部瘙痒。寄生虫による食中毒。回虫。胃腸炎による下痢。

鱈
五味…甘
五性…平
帰経…肝　大腸　小腸
効能…活血止痛。通便。
適応症…転倒骨折。外傷による出血。便秘。

桃
五味…甘　酸
五性…温
帰経…肺　大腸
効能…体液の生成。腸を潤す。活血。消化を促す。通便。胆汁分泌を促進。補益気血。血液循環促進。アルコールの分解を助ける。便通が良くなることによる痩身。
適応症…口渇。腸の乾燥による便秘。閉経。腹内に塊があり、痛みや張りがある。

❹利水滲湿《りすいしんしつ》食材

利尿作用により体内に滞った余分な水分を取り除く作用を持つ食材です。

冬瓜
五味…甘
五性…涼
帰経…肺　大腸　膀胱　小腸
効能…熱を取り除く。利尿作用。
適応症…水腫、頻尿で排尿痛があり、尿が出にくく、下腹部が痙攣して痛みがある。水虫、喘息、痰が気管にたまり呼吸がスムーズにできない。暑熱により煩わしくイライラする。河豚などの魚の毒あたり。二日酔い。

鱧
五味…甘
五性…温
帰経…肺　肝　腎
効能…虚損を補う。肺を潤す。風邪を取り除き、経絡の通りを良くする。解毒。
適応症…病後、産後虚弱。無声。貧血。神経衰弱。気管支炎。顔面麻痺。関節疼痛。急性結膜炎。痔。

シラウオ
五味…甘
五性…平
帰経…全体
効能…虚を補う。肺を潤す。健胃。栄養不足。咳嗽。脾虚による下痢。小児の疳の虫。
適応症…栄養不良。咳嗽。脾虚下痢。小児の栄養不良による痩せ。

大豆
五味…甘
五性…平
帰経…脾　大腸
効能…脾を健康にする。除湿。清熱解毒。気を増やす。
適応症…小児の消化器虚弱による慢性的な下痢。痩せているが腹が張る。妊娠中毒。化膿。外傷出血。

ソラマメ
五味…甘　微辛
五性…平
帰経…心　脾　胃
効能…健脾。利湿。
適応症…胃や腸への食べ物の堆積。水腫。

はとむぎ
五味…甘　薄
五性…涼
帰経…脾　胃　肺
効能…利水滲湿。健脾による下痢止め。膿を取り除く。解毒散結。
適応症…しびれ。水腫。水虫。小便が出にくい。脾虚による下痢。肺化膿症。潰瘍性大腸炎。イボ。がん。

河豚（ふぐ）
五味…甘
五性…温　涼（書物による）
帰経…肝　心包
効能…補虚。除湿。腰脚を整える。痔。殺虫。虫下し。消腫。
適応症…痔、脾臓や胃の虚弱による小児の痩せ。

小豆
五味…甘　酸
五性…平
帰経…心　小腸　腎　膀胱
効能…熱毒を取り除く。血瘀を散らす。膨満感を消す。利尿。乳腺の通りを良くする。
適応症…ヘルニアの痛み。腹痛。血滞による閉経。化膿。下腹膨満感。小便不利。水虫。煩わしい体の熱感。

黒豆
五味…甘
五性…平
帰経…脾腎
効能…解毒。利尿。目がはっきり見える。血を養う。風邪を取り除く。
適応症…薬物中毒、食物中毒。手足麻痺。めまい。陰虚で喉が渇く。脾虚による多汗。腎虚による腰痛。リウマチ（風邪や湿邪が引き起こす疼痛）。尿が少ない。

❺気を生む食材

気は血を流す作用があり、気が増えると血流が良くなり筋腫をできにくくします。

うるち米
五味…甘
五性…平
帰経…脾　胃
効能…脾を健康にし、胃を養う。渇きを止め、煩わしさを取り除く。下痢止め。
適応症…腸胃不和。暑熱による嘔吐と下痢。小便が出にくい。喉の渇き。

山芋
五味…甘
五性…平
帰経…脾　肺　腎
効能…清熱解渇。肺を養い、潤す。下痢止め。脾胃の消化吸収促進。補腎壮陽《ほじんそうよう》（腎陽を補う）。収斂固渋《こじゅう》（慢性の汗・咳・下痢・帯下・遺精・出血等を止める）。免疫力アップ。血糖値を下げる。補脾養胃。
適応症…脾胃虚弱による食欲不振。肺熱。肺燥。慢性気管支炎。肺結核。腎虚腰痛、遺精早漏。脂質異常症。咳嗽。脾胃虚弱による下痢。喉の渇き。

とうもろこし
五味…甘
五性…平（微寒）　薄
帰経…大腸　胃
効能…消化機能を調整。食欲増進。肺を元気にする。心を安定。煎じると利尿効果あり。
適応症…煎水液：暑熱による下痢。

トウモロコシのひげ
五味…甘　薄味
五性…平
帰経…胱　肝　胆
効能…利尿し、むくみを取る。肝と胆を整える。
適応症…水腫。頻尿で尿がスッキリ出ない。黄疸。胆囊炎。胆結石。高血圧。糖尿病。乳汁が出ない。

すもも
五味…酸　甘
五性…平
帰経…肝　脾　腎
効能…熱を鎮める。体液を産生。
適応症…陰虚潮熱。糖尿病。食積。

シイタケ
五味…甘
五性…平
帰経…肝　胃
効能…扶正補虚《ふせいほきょ》（正気の働きを助け虚を補う）。健脾。食欲増進。風邪を取り除く。化痰。気を整える。解毒。抗がん。
適応症…正気衰弱。神倦乏力《しんけんぼうりょく》（倦怠感があり、力が入らない）。食欲不振。消化不良。貧血。側弯症。高血圧。脂質異常症。慢性肝炎。寝汗。小便失禁。水腫。蕁麻疹。毒きのこ中毒。腫瘤。蕁麻疹。

棗
五味…甘　辛
五性…温
帰経…脾　胃
効能…補脾。胃を調和。益気。体液の生成。解薬毒。胃虚食少。
適応症…動悸。更年期の鬱。心腹邪気。養脾。補気。津液を補う。消化器を助ける。驚きやすい。四肢が重い。脾弱による軟便。気血津液不足。気と血の不和。

かぼちゃ
五味…甘
五性…温
帰経…脾　胃
効能…消化器を補い益気。消炎し止痛する。解毒し殺虫する。利尿。免疫アップ作用。抗老化作用。抗酸化作用。皮膚の弾性を保つ。降血糖作用。抗炎症作用。抗疲労。抗腫瘤作用。
適応症…肺膿瘍。火傷。

キャベツ
五味…甘
五性…平
帰経…肺　胃
効能…清熱。
適応症…胃潰瘍。十二指腸潰瘍。疼痛。

ブロッコリー
五味…甘
五性…涼
帰経…脾　腎
効能…補腎填精《ほじんてんせい》（腎を補い、精を補填する）。壮骨健脳。補脾。胃を調和する。
適応症…久病体虚。肢体に力が入らない。耳鳴り。健忘症。脾胃虚弱。小児の発育遅延。

鯖
五味…甘
五性…平
帰経…肝
効能…化湿除痺。益気。消化機能の調和。
適応症…腰脚軟弱。胃の疼痛。ウイルス感染による急性の下痢。

太刀魚（タチウオ）
五味…甘
五性…温
帰経…脾　胃
効能…補気。健脾胃。
適応症…病後体質虚弱。産後の乳汁不足。膿腫。外傷による出血。

黒きくらげ
五味…甘
五性…平
帰経…肺　脾　大腸　肝
効能…補気養血、潤肺止咳、止血、降圧、抗がん。
適応症…気虚血虚。四肢の痙攣。肺虚による長く続く咳。喀血。吐血。各種出血症状。痔による出血。不正出血。月経過多。高血圧。便秘。眼底出血。子宮頸がん。膣がん。打撲。

鶏肉
五味…甘
五性…温
帰経…脾　胃
効能…中焦を温める。益気。補精。髄液を補う。妊娠の安定。止血。殺毒。
適応症…消化不良による痩せ。食欲不振。下痢。糖尿病。水腫。頻尿。不正出血。おりもの。乳汁不足。病後虚弱。風邪・寒邪・湿邪による痺れ。

豚肉
五味…甘　咸
五性…微寒
帰経…脾　胃　腎
効能…補腎滋陰。養血潤燥。益気。
適応症…消腫。腎虚による痩せ。血燥による体液の枯れ。燥咳。糖尿病。便秘。虚腫。

牛肉
五味…甘
五性…温
帰経…脾　胃
効能…補脾胃。気と血を益する。腱や骨を強くする。
適応症…胃虚弱。気血不足。虚労による痩せ。足腰がだるく軟弱化。糖尿病。嘔吐。下痢。水腫。

❻帰脾《きひ》スープ

上海時代からの友人で、上海中医薬大学で中医学を修めた国際薬膳師・管理栄養士の大倉文子先生考案のレシピです。

「帰脾湯《きひとう》」という漢方の処方がありますが、その方剤に含まれる漢方薬を骨付き肉と一緒に煮込んで作るスープです。

肉は鶏肉、豚肉、牛肉などお好みのもので作ってみてください。

少量の漢方で肉臭さが打ち消されて、飲みやすいスープです。

胃腸を丈夫にし、貧血症状を改善します。また、不安や緊張感をやわらげ、寝つきを良くします。体が弱く繊細で、貧血気味の人に向いているスープです。

わざわざ漢方を煮出すのは面倒のようですが、スープを煮込むときに少量の漢方を入れるだけなので、手間いらずで健康になれる一品です。

以下の漢方を肉と一緒に煮込み、塩・胡椒で味を調えます。

茯苓（ブクリョウ）
五味…淡
五性…平
帰経…心　肺　脾　腎
効能…利水滲湿。健脾。精神安定。
適応症…水腫尿少。痰飲による動悸。めまい。脾虚食少。泥状便。下痢。心神不安。動悸。不眠。

甘草（カンゾウ）
五味…甘
五性…平
帰経…心　肺　脾　胃
効能…補脾益気。清熱解毒。痰を取り除き咳を止める。止痛。薬の調和。
適応症…脾胃虚弱。倦怠乏力。動悸。息切れ。咳嗽。多痰。脘腹や四肢の痙攣疼痛。腫れもの。薬物毒性。

生姜
五味…辛
五性…微温
帰経…肺　脾　胃
効能…解表散寒。消化器を温める。嘔吐を止める。化痰止咳。
適応症…風寒感冒。胃寒嘔吐。寒痰咳嗽。貝毒など海鮮にあたった下痢や嘔吐。

高麗人参（ニンジン）
五味…甘　微苦
五性…平
帰経…脾　肺　心
効能…補気。体内の陽気を補い、下垂した内臓を持ち上げる。体液の生成。精神安定。脳の働きを良くする。元気（気の種類の一つ）を補う。脈の調整。補脾益肺。
適応症…四肢が冷たく脈が弱い。脾虚による食欲不振。肺虚による咳。口喝。糖尿病。気虚。血虚。子宮の冷え。不安症による動悸と不眠。

蒼朮（ソウジュツ）または
白朮（ビャクジュツ）

蒼朮：（ソウジュツ）
五味…辛　苦
五性…温
帰経…脾　胃　肝
効能…効能…燥湿健脾《そうしつけんぴ》（脾の機能を高めて痰湿を除去する）。祛風散寒《きょふうさんかん》（風寒の邪を体表から発散させる）。明目。
適応症…湿による中《ちゅう》焦《しょう》阻《そ》害《がい》（中焦；肝臓、脾臓、胃、胆嚢が属する）。胃の膨満。下痢。水腫。水虫。風湿痺痛《ふうしつひつう》（風邪と湿邪が経絡を侵して生じる痺れや痛み）。寒感冒。夜盲。めまい。ドライアイ。

白朮（ビャクジュツ）
五味…苦。甘。
五性…温
帰経…脾。胃。
効能…補気健脾。燥湿利水。止汗。脾気虚弱。益気健脾。
適応症…脾気虚弱。脾虚による食べ物の堆積。食欲不振。痰飲。多汗。胎動不安。

遠志（オンジ）
五味…苦　辛
五性…温
帰経…心　腎　肺
効能…精神安定。脳の働きを良くする。心経と腎経の交わりを良くする。痰を取り除く。腫れを引かせる。
適応症…心腎不交による不眠。夢が多い。健忘。動悸。注意力散漫。意気消沈。独り言。咳痰不爽。潰瘍。乳房腫痛。

当帰（トウキ）
五味…甘
五性…温
帰経…肝　心　脾
効能…補血活血。生理を整え止痛。腸を潤し通便。
適応症…血虚により顔が黄色になる。めまい。動悸。月経不調。閉経。生理痛。虚寒腹痛。風湿による麻痺と痛み。転倒。化膿。腸燥便秘。活血。

大棗（タイソウ）
五味…温
五性…甘
帰経…脾　胃　心
効能…補気。消化器官の調整。薬性の調和。薬剤烈性の緩和。薬物の副毒作用の緩和。
適応症…胃虚による食欲不振。軟便。気血津液不足。汗が止まらない。動悸と不安。女性の精神不安。

酸棗仁（サンソウニン）
五味…酸
五性…平（微温）
帰経…心　脾　肝　胆
効能…養肝。精神安定。汗の収斂。
適応症…心煩《しんぱん》不眠《ふみん》。動悸。口喝。虚汗。

竜眼（リュウガン）
五味…甘
五性…平（温）
帰経…心　脾　胃
効能…心脾を補う。益気血。健脾胃。肌肉を養う。
適応症…思慮過度による傷脾。失神。不眠。動悸。気血両虚。病後あるいは産後の虚弱。脾虚による出血症。

黄耆（オウギ）
五味…甘
五性…微温
帰経…脾　肺
効能…健脾。消化器を補う。升陽挙陥。衛気の機能を守り、体表の免疫力を高める。利尿。潰瘍の修復。
適応症…脾虚。肺虚。気虚による汗。気血不足。潰瘍。

木香（モッコウ）
五味…苦　辛
五性…温
帰経…脾　胃　大腸　三焦　胆
効能…行気止痛。健脾。消化を促す。
適応症…胸や肋骨付近の脹痛。胃の脹痛。下痢。消化不良による食べ物の堆積。食欲不振。下痢による腹痛。

❼天然塩

塩摂取の基本は、天然塩を摂り、精製塩は摂取しないということです。

精製された塩の摂取は厳禁です。高血圧に影響を与えるのはこの精製塩であり、ミネラル豊富な天然塩と精製塩を同じように扱うことはできません。

わが国では、１９０５年から１９９７年までは塩は専売制となっており、日本専売公社が独占し、一般の事業者は塩を売ることができませんでした。１９６５年にイオン膜技術が実用可能な段階へ入り、精製塩しか手に入らなくなりました。

塩に限らず、米、砂糖なども、精製する前はミネラルを豊富に含み体に栄養となりますが、精製後は体を害するものになるということは広く知られています。

カリウムはナトリウムを排泄する働きがあり、カリウムが豊富な天然塩を摂っていればナトリウム過剰にはならないのです。

マグネシウムの不足は血管や心臓などの弾力性を失わせ、自律神経の失調をもたらして脳梗塞や心筋梗塞、心臓疾患などの原因になると考えられています。

マグネシウムを含んだ天然塩を摂ると、血管や心臓などの弾力を保持することができ、要介護度5（寝たきり）の原因の第1位で、寝たきりの原因の3割を占める脳血管疾患（脳卒中）を予防することにもなるのです。

カルシウム、マグネシウム、カリウムなどのミネラル類はＰＭＳ（月経前症候群）や生理中のむくみの軽減に効果があります。私は海水を噴霧して作る、にがり成分が26％以上の天然塩を積極的に摂るようにしています。

高安正勝著の『ぬちまーすの力』に、ぬちまーすを積極的に摂取することで生理痛が治ったり、流産したことがある人が健康な赤ちゃんを生むことができたり、という症例が紹介されています。天然塩でミネラルを補うことは、妊娠期や更年期を安定的に過ごすことにつながるのです。

2 摂らないほうがよい食品

❶乳製品

日本人はＩｇＧ抗体アレルギー検査で乳、卵白、小麦のアレルギー値が高い人が多いです。ＩｇＥ抗体によるアレルギーは、アレルゲンとなるものを摂取するとすぐに強い反応が起きるため、本人にも原因がわかりやすいアレルギーです。

一方、ＩｇＧ抗体アレルギーは、弱い反応が時間をかけて起きるので、気づかずに長期間摂取を続けた結果、様々な慢性症状の原因になっている場合があります。

鼻炎、だるさ、目の痒みなどが翌日や翌々日になってから起きるのと、激烈な症状ではないので、検査をしないとわからない場合が多いです。

私も小麦と卵白に強いＩｇＧアレルギー反応が出たことがあります。

半年ほどこれらの食品を除去し、半年後から徐々にその食品の摂取を再開すれば、さほどアレルギーが起きないといわれていますが、アレルギーだけではなく、乳製品（主に牛乳）は様々な問題を日本人の体に引き起こします。

まず、乳腺を詰まらせる原因となり、将来的に乳腺症、乳腺炎、乳がんを引き起こす可能性が高まります。そして、牛乳から摂取したカルシウムは、他の食品から摂取したカルシウムを体外に排出する働きがあります。

乳を摂取し、吸収されずに残ったカルシウムは緑内障の原因となります。


乳製品は乳がん発症率と乳がん死亡率を上げるといわれています。

牛乳中のエストロゲンのうち70％が硫酸エストロン（E．S）で、体内ではE．Sから生物活性の高いエストラジオール（卵胞ホルモンの一種）が生成されます。

牛乳により卵胞ホルモン（エストロゲン）過剰となり、牛乳摂取による外因的な硫酸エストロンへの曝露が、発がんなど生体に悪影響をもたらす可能性があります。牛乳は様々なホルモンを含み、婦人科病予防の観点からは摂取が望ましくありません。

乳製品の摂取量が多い欧米で乳がん、子宮がんが多いことは明らかです。

『Nagoya Journal of Nutritional Sciences ２０１９年第5号』に以下の研究論文が掲載

されています（原著：乳製品と乳がんとの関連―23年間の縦断的国際比較研究）。

「本研究では、乳製品供給量と乳がん発症率および乳がん死亡率との関連について、国際データを用いて縦断的に解析した。その結果、乳製品供給量と乳がん発症率および乳がん死亡率の間に正の関連が見られたため、地球規模においては、乳製品供給量が多いほど乳がん発症率および乳がん死亡率が高いことを示唆した」

また、カルシウムパラドックスといって、乳製品を摂るとカルシウムイオンの血中濃度が高くなり、その後高くなりすぎた血中のカルシウム濃度は乳製品を食べる前よりも下がります。そうすると、副甲状腺が働き、血中に不足したカルシウムイオンを補うために、骨を溶かして、血中のカルシウム濃度を乳製品を摂る前の濃度に戻そうとします。結果として、乳製品を摂取すると、骨粗鬆症になりやすいのです。

世界的に見ても4大酪農国（アメリカ、スウェーデン、デンマーク、フィンランド）は骨粗鬆症発症率が高いことで知られています。アジア人は乳製品摂取量が少なく、カルシウム摂取量も少ない（５００mg以下／日）こと、平均的に大腿骨（骨盤）骨折の発生率が欧米人よりも低いという事実があります。骨粗鬆症予防のためには、牛乳や乳製品を摂らないこと、小魚や小松菜などのカルシウムが豊富な食品を摂ることが大切です。すでに骨粗鬆症を発症してしまっていたり、将来的に骨粗鬆症のおそれがある人は、後述する風化貝カルシウムの摂取がおすすめです。

❷白砂糖

白砂糖は、血糖値を急上昇させます。それによりインスリンが分泌され、血糖値は逆に急降下してしまうのです。低血糖に陥ると、さらに甘いものがほしくなります。カンジダ菌は白砂糖が大好きで、白砂糖を常食している人の体内で容易に増殖します。カンジダ菌は腸に菌糸を張って根付きます。そうすると腸壁が荒れてしまい、リーキーガット（腸漏出症候群）を引き起こします。腸内にあるべきものが上皮細胞と上皮細胞の間をすり抜けて、体の中に入っていきます。

本来、タンパク質は腸でアミノ酸に分解され、血管にタンパク質がそのまま流れ出すことはありません。しかし、リーキーガットになり、傷ついた腸管の穴からアミノ酸に分解される前のタンパク質そのものが流れ出てしまい、体内の各所でアレルギー反応や炎症を引き起こします。

砂糖は腸内に住む有益な細菌の数も減らします。私たちが食物から栄養素を吸収するために必要な有益な細菌が減ってしまうため、砂糖の多い食事はすぐに栄養不良を引き起こし、腸の不調を引き起こしやすくなります。腸内細菌叢と子宮内細菌叢には深い関係があることが知られています。砂糖の摂取により腸内細菌叢の多様性が失われ、結果的に子宮筋腫を発生させやすくなります。

また、ホルモン系とエネルギー生産が完全に機能するために必要なミネラル、カルシウム、クロム、マグネシウムの吸収を妨げます。クロムとマグネシウムは、体内のブドウ糖量のバランスをとるための基礎でもあり、これらの栄養素が十分に供給されないと、低血糖と呼ばれる状態に陥り、糖尿病につながる可能性があります。

また、砂糖は抗炎症性プロスタグランジンの生成を阻害し、子宮内膜症の炎症を促進します。プロスタグランジンとは、人体の多くの組織や器官に存在し、様々な役割を担っているホルモンのことで、血圧低下作用や筋肉の収縮作用、黄体退行作用、血管拡張作用があります。

さらに、砂糖は脂肪を増加させ、エストロゲンの生成を増加させます。砂糖もアルコールと同様に反栄養素であり、体内の貴重なビタミンやミネラルを枯渇させます。

砂糖を含む食品を食べると、膵臓がインスリンを生成し、脂肪細胞が増加します。脂肪細胞はアロマターゼ酵素と呼ばれるものを生成し、少量のエストロゲンを生成します。脂肪細胞が多ければ多いほど、より多くのエストロゲンが生成されます。過剰な砂糖の摂取は乳がんと関連性があるともいわれています。

❸植物油脂

現代の日本人は植物油脂を摂りすぎです。

１９６５年から２０００年の35年間で植物油の消費量は４・７倍になりました。

元々日本人は玄米に含まれる油や大豆を丸ごと食べて油を摂取していたのですが、戦後ＧＨＱ主導で砂糖と油の消費量を増やす政策が行われました。

当時の厚生省が「フライパンを使ってもっと油を摂ろう」と油料理の普及活動を行いました。戦前の日本では油料理を家庭で作る文化がありませんでした。油、小麦、砂糖は我々日本人にとっては戦後に消費量が増えた新しい食材といえます。

白人は狩猟民族であり、獲物を獲れなかったときのために皮下脂肪をためるように体ができています。糖新生といって、空腹時は全身の脂肪や筋肉の組織を少しずつ分解し、肝臓がそれを元に血糖を作り、全身に流します。白人は油を外に出すアポクリン汗腺が腋以外にもたくさんあり、口からも排気できるのでケトン臭がします。油を皮下にためることもできるし、排出する回路も持ち合わせているのです。

我々日本人は農耕民族です。米は何年も保存がきくので、炭水化物である米を食べ、糖に分解してエネルギーを得るという生活を三千年もしてきています。

毎日数回に分けて米から糖質をエネルギーとして少しずつ摂るように体ができています。日本人は皮下に脂肪をためるように体ができておらず、油を過剰摂取した場合でも内臓にしか油をためられません。

内臓にためられた油が酸化し、アルデヒドになり動脈硬化、甲状腺がん、乳がん、腎嚢胞、膵嚢胞、甲状腺嚢胞、脳梗塞、心筋梗塞などを引き起こします。

植物油の摂取量は、35年間で4・7倍に増えましたが、体質に合わない油を摂取することで病気が増えているのです。

日本人は、戦前のように丸大豆や玄米から少量の油を摂れば健康になります。植物油をできるだけ摂らないようにし、魚から積極的に油を摂るというのが、我々日本人が健康を目指すうえでの基本となります。

❹トランス脂肪酸

常温で液体の植物油や魚油から、半固体または固体の油脂を製造するときに水素を添加します。水素を添加することで不飽和脂肪酸の二重結合の数が減り、飽和脂肪酸の割合が増えますが、これによってトランス脂肪酸ができることがあります。

脱臭のため食用植物油を高温処理すると、シス型の二重結合がトランス型の二重結合に変わることがあります。特にαリノレン酸を高温処理すると、トランス脂肪酸が生成されやすいのです。

日本での植物油の中で一番消費量が多いキャノーラ油（菜種油）にαリノレン酸が含まれます。揚げ物などの高温調理によりトランス脂肪酸を摂ってしまっているのです。

人工栄養乳（粉ミルク）にもαリノレン酸やリノール酸由来のトランス脂肪酸が少量含まれていることが報告されています。

2021年にトランス脂肪酸が子宮内膜症のリスクを引き上げると報告されました。フレッド・ハッチンソンがん研究センターの研究所を中心としたグループは、大規模前向きコホート研究「Nurses' Health Study II（看護師健康調査）」に登録の女性看護師を対象に脂肪酸摂取量や赤血球中の細胞酸と子宮筋腫発症リスクの関連を調べました。オメガ3脂肪酸の摂取は子宮筋腫の発症リスク低下に、反対にトランス脂肪酸の摂取は子宮筋腫の発症リスク上昇に影響することが明らかになりました。

❺パーム油

１９６５年から２０００年の35年間で、日本におけるパーム油の消費量は53・2倍となりました。２０２３年の油の消費量は1位が菜種油（キャノーラ油）、2位がパーム油となり、日本人は知らず知らずのうちにパーム油を大量に摂取しています。

パイ菓子、クリーム入りビスケット、チョコレート、アイスクリーム、クッキー、ケーキ、パン、ドーナツ、揚げせんべい、ポテトチップス、スナック菓子、カレールウなどにもパーム油が使われています。マクドナルドのフライドポテト、ケンタッキーフライドチキンなど、外食産業の揚げ物にもパーム油が含まれています。

また、パーム油には長期間の輸送による酸化を防ぐため、酸化防止剤としてＢＨＡ（ブチルヒドロキシアニソール）という食品添加物が大量に使用されています。１９９８年に食品衛生調査会がラットに対するＢＨＡの発がん性を確認しています。

２００８年に「パーム油は動物実験で発がん促進、寿命短縮などの有害作用を示す」と論文に記されています。水素添加や高温処理によりトランス脂肪酸が発生する危険な食べ物です。

残念ながらスーパーで売られている多種の加工食品や、外食産業でもたくさん使われ、日本人は知らず知らずのうちに年間で１人当たり４kgもパーム油を摂取しているという現実があります。

平成24年に内閣府の食品安全委員会により、食品に含まれるトランス脂肪酸について、以下のように報告がなされました。

「アメリカでの研究（２００８年）において、１回以上の妊娠経歴のある中年女性１０４人を対象とした食事調査が行われ、胎児喪失（流産、死産）との関連が研究として調べられました。その結果、トランス脂肪酸摂取量の最大5分位群（エネルギー比３・９～６・６％）において胎児喪失（流産、死産）を経験した女性は52％で、最小5分位群（エネルギー比１・５～２・１％）の30％に比べて、有意な増加が認められた」（https://www.fsc.go.jp/sonota/trans_fat/iinkai422_trans-sibosan_hyoka.pdf）

トランス脂肪酸により流産、早産しやすくなるのです。

❻「リノール酸」と「アラキドン酸」

「リノール酸」は体内で「アラキドン酸」に変換されますが、気をつけたいのが、このアラキドン酸です。アラキドン酸は、摂りすぎると体内で炎症を引き起こし、動脈硬化を進行させることがわかっています。

リノール酸が多く含まれるのは、紅花油、コーン油、大豆油、ごま油、これらの油を使ったサラダ油です。現代の日本人は植物油全体の摂取過剰傾向にありますので、リノール酸を含め、植物油の摂取を控えめにする必要があります。

植物油はできるだけ摂取せず、摂取する場合は酸化しにくいものを使うことがおすすめです。

❼小麦

小麦も砂糖と同様にリーキーガットの原因となる物質です。日本人はＩｇＧ検査で小麦のアレルギー数値が高い人が多いです。

グルテン（麦のタンパク質）の分解物であるグリアジンが上皮細胞に結合すると、上皮細胞内に信号が送られ、ゾヌリンというタンパク質が過剰に分泌されます。分泌されたゾヌリンは、上皮細胞自身に改めて結合して信号を送り、その結果、タイトジャンクション（細胞間接着装置）を形成しているタンパク質同士の結合がほどけるのです。その結合がほどけると、腸内にあるべきものが上皮細胞間の隙間をすり抜けて体の中に入っていきます。

グルテンのほかにも、タイトジャンクションを弱める作用のある食品成分として、アルコール（エタノール）、キトサン、カプシアノサイド（唐辛子成分）などが報告されています。

❽氷

氷水を出されたときに氷を食べてしまう人はかなりの貧血です。氷は体を冷やし、血流を低下させ、子宮筋腫を大きくするため、氷を摂取することは控えましょう。

脾臓の経絡を通し、消化機能を上げ、造血されやすい体作りが必要です。

鉄を含む食品を日常の食事から摂ることが最も重要ですが、氷を食べるほどの極度の貧血であれば、腐植質抽出液など鉄を豊富に含むものを食事以外から摂ることも大切です。

3　たかが咀嚼、されど咀嚼

❶咀嚼が肥満や糖尿病に影響

咀嚼が十分に行われると、でんぷんが糖に分解され、甘味が脳に伝わります。脳は、膵臓に「これから体内に糖が入ってくること」を伝え、膵臓はいち早くインスリンの分泌を始めます。血液中に吸収された糖は、血液中で待ち構えているインスリンによって、次々と細胞内に取り込まれます。その結果、血糖値は素早く下がります。

一方、よく咀嚼せずに飲み込んでしまうと、でんぷんの甘みを感じにくいことから、脳から膵臓へのインスリン分泌の指令が出ません。血糖値が上昇してから、やっとインスリンが分泌され始めます。膵臓はできるだけ早急に血糖値を下げようと、必要以上にたくさんのインスリンを分泌してしまいます。

インスリンは肥満を促進するホルモンです。

過剰なインスリン分泌が肥満につながります。咀嚼を良くすると、過剰なインスリン分泌を防ぐことになり、太りにくくなるのです。そうすると消化器への負担も少なく、血糖の急激な乱高下も起きなくなり、糖尿病の予防にもなります。

西洋医学の膵臓は中医学でいう脾臓に該当し、中医学での脾臓は消化機能と密接な関係にあります。中医学では、臓器そのものを脾臓と呼んでいるというより、消化機能のことを脾臓と呼んでいると考えたほうがわかりやすいかもしれません。

咀嚼により膵臓の負担を減らすということは、中医学でいう脾臓の負担が減り、消化機能が上がるということです。脾臓が元気であれば消化により気が増え、早産・流産が防止され、不正出血や月経過多も起きにくくなるという、婦人科への良い影響があります。昔から、食べ物をよく噛むことが重要といわれてきましたが、咀嚼が健康にダイレクトに影響を与えるということを改めて肝に銘じておきましょう。

❷本物の歯の噛み合わせ治療

半身だけ硬さや症状を訴える患者さんや子宮筋腫が左右に偏っていたりする方がいますが、これは噛み癖が影響しています。右側で噛む癖があると、右側で飲み込み、右側の消化器に負担をかけ、結果として右側だけ痛い、重い、子宮筋腫があるなどの症状が表れます。

左右両方で意識して咀嚼すること以外にも、歯の噛み合わせも非常に重要です。福岡のむらつ歯科クリニックさんが私の主治医です。奈良から定期的に福岡に通い、歯のクリーニングと噛み合わせ治療を行っていただいています。上海時代から通っているため、もう10年以上のお付き合いになります。

私は30代からむらつ歯科にお世話になっていますが、娘は8歳から通い始め、噛み合わせ治療以外にも歯の矯正までしたので、歯の状態は本当にばっちりです。

むらつ歯科さんに出会う前の私は、歯の上下が片側の犬歯1か所でしか噛み合っておらず、仕方なく顎をずらして咀嚼をしていました。顎をずらさないと物を噛めないのです。こんな状態だと肩も首もがちがちに凝ってきます。咀嚼がうまくいかないと、よく噛まずに食べ物を飲み込むので、胃腸の負担も大きく、腰痛にもなります。

現在は意識をしなくても上下左右がばっちりと噛み合い、頑張らなくても自然に咀嚼ができます。首、肩、腰のコリも少なくなり、本当に有難いことです。

腰痛がある日に噛み合わせ治療をすると、その場で腰の痛みが取れ、やっぱり噛み合わせのずれがコリに影響するのだなと改めて認識させられます。

むらつ歯科では初診時にドライヤー5台で電磁波と噛み合わせの相関性のテストを行います。治療前はドライヤーを5台稼働させた状態でのOリングテスト時に指に力が入らなくなります。ところが、噛み合わせ治療後はドライヤーをオンにすると指の力が増大し、ドライヤーオフの状態より逆にOリングテストで指が開きにくくなります。噛み合わせ治療後は電磁波を浴びると指に力が入るようになるという、なんとも不思議な現象です。

通常、強い電磁波は、頭痛、めまい、耳の不調を引き起こします。治療後は毎回薬指と親指の2本の指だけで握力検査をします。治療前のOリング検査では指に力が入らず、パカパカと開いてしまうことが多いのですが、噛み合わせ治療後は、2本の指だけで16〜20kg以上握力が出て、あきらかに指に力が入るようになります。20kgまで測れる計器なのですが、20kg以上出て、エラーになってkg数が表示されないこともしばしばあります。若い女性の中には指5本でも指2本の私とさして変わらない握力の方もいると思います。運動不足の50歳近いおばさんが指2本を20kg以上の力で引っ張ってても指がなんともないというのはすごいことです。

指の力は電気信号として脳に伝わります。噛み合わせがしっかりし、指の力がしっかり出る状態というのは、脳にも電気信号がしっかり伝わる状態です。

脳の電気信号の良否は成長期の子供の知能の発達、老人の認知症にも影響します。


ちなみに、娘は勉強時間が短いわりにインターナショナルバカロレア最終試験の予想点数が45点中43点と良好な成績を修めました。これはマサチューセッツ工科大学、オックスフォード大学、ケンブリッジ大学、スタンフォード大学、ハーバード大学など世界トップ5の大学にも出願可能なスコアです。

最終試験の9か月前に私とマレーシア旅行に行き、夏休みも含め長期休みはほとんど勉強している姿を見たことがありません。8か月前からようやく最終試験に向けて取り組み始めた自覚のない受験生がなぜ世界トップ5の大学に出願可能なほどのハイスコアを叩き出すのかというと、「噛み合わせが良く、脳に電気信号が良く到達する状態を8歳からずっと継続していることで、頭脳が明晰」なのだと思います。

定期的な歯の噛み合わせ治療が明晰な頭脳を育んだのだと思っています。

4　ｍＲＮＡコロナワクチンと子宮筋腫

日本ではコロナワクチンの複数回接種率が8割に上りますが、コロナワクチンは世界初のｍＲＮＡワクチンであり、様々な弊害があることがわかっています。

❶婦人科の不調とｍＲＮＡワクチン接種

わが国においては、コロナワクチン接種は２０２１年2月に開始され、２０２１年11月末に全人口比で76・9％の国民が2回接種を完了しました。当院では２０２２年4月に県外から子宮筋腫治療のために来院する方が増え始めました。

国民の約8割が2回以上コロナワクチン接種を完了した半年後から子宮筋腫、月経過多の患者さんが増え始めたのは偶然ではないと思います。

卵巣にある卵胞は卵胞刺激ホルモンの刺激によりエストロゲンを分泌します。

また、SARS-CoV-2スパイクタンパク質はエストロゲン受容体に結合するということがわかっています。同様に、mRNAワクチンを接種し、自己製造されたスパイクタンパクもエストロゲン受容体に結合すると考えられます。

1975年、PietrasとSzegoによって細胞膜上にエストロゲンの結合部位が存在し、早いシグナル伝達を引き起こすことが報告されました。

この早いシグナル伝達は生殖関連組織である子宮や卵巣をはじめ、乳房、骨、神経組織において見られます。

つまり、女性の生殖関連組織はエストロゲンのシグナル伝達が早く、スパイクタンパク質が結合しやすく、コロナワクチンを接種した人は、子宮・乳房・卵巣にスパイクタンパクの棘が刺さり、炎症を起こしやすいということです。

子宮内膜症とは、子宮の内腔を縁どりする子宮内膜（粘膜）が子宮の外部の組織（骨盤腹膜・卵巣など）に発生する病気です。生理のたびに出血、炎症、癒着を繰り返し増殖・進行します。子宮内膜症でそこにスパイクタンパクが結合すると、さらに出血や炎症、癒着が進行します。また、もともと発症していなくても、卵巣、子宮内膜細胞、内膜腺はスパイクタンパクにより炎症を起こし、出血や癒着が進行するリスクが高くなります。これがｍＲＮＡワクチンにより、子宮内膜症が発症しやすくなる機序です。

また、子宮腺筋症とは、子宮内膜に類似した組織が子宮平滑筋組織の中にできる疾患のことで、発症部位が子宮内膜症と異なるだけです。したがってｍＲＮＡワクチンにより、子宮腺筋症も悪化したり、発症しやすくなったりするのです。

❷中医学における炎症治療

中医学において、炎症は大腸経に刺激を送ることで治まると考えます。大腸経を擦ることでｍＲＮＡワクチンを打ってしまった人でも子宮、乳房、卵巣の炎症を予防したり、治療したりすることができるのです。

また、中医学的な見方をすると子宮や卵巣は腎臓や肝臓と関係が深いです。したがって、肝臓や腎臓を調整することで、炎症を起こしている方でも排卵や生理を整えることが可能です。

5 温活を日常に取り入れ、習慣化する

体温が低かったり、体が冷えていたりすると、体に様々な障害を引き起こします。がん細胞は35℃台の低体温で最も活発になることが明らかになっています。

コロナ禍以降非接触の体温計が普及しましたが、非接触の体温計は体温が高く出ることがあります。非接触の体温計では36℃台でも、接触式だと35℃台ということもありますので、接触式体温計で体温を測ってみましょう。

低体温で免疫力が下がると、がんにかかりやすくなります。

免疫をつかさどるリンパ球に含まれているNK細胞は、がんを活発に攻撃する細胞です。低体温になるとリンパ球が減少し、NK細胞の働きも減少してしまいます。

冷えは血瘀を生じ、子宮筋腫ができやすくなったり、子宮筋腫がどんどん大きく

なったりする原因となりますので、冷えを取り除くことが子宮筋腫治療の大原則になります。低体温だと妊娠しにくくなるという問題もあります。

また、冷えは生理痛の最も大きな原因といえます。

生理痛のときの最も簡単な対処法は、追い焚きをしながら熱さが限界になるまで風呂に入り、腹巻をして使い捨てカイロを痛みがある部分の前（腹部側）と後（臍裏腰部）に貼るということです。解熱鎮痛剤を飲まなくても、温めるだけでもかなり痛みは軽減します。

腰痛、肩こり、胃痛や腸痛なども同様です。ものすごく単純な方法ではありますが、温めるだけで実は痛みは驚くほど軽減します。

温性の食べ物を食べるほか、体温を上げるための具体的な方法は、第5章をご覧ください。

体を温め、子宮筋腫をどんどん小さくし、生理痛を撃退し、妊娠しやすい体を作っていきましょう。

6 睡眠の時間帯が筋腫の大きさを左右する

中医学では、23時から3時は、肝臓と胆嚢を休めるための重要な時間と考えます。肝臓と胆嚢は五行説では表裏一体となっており、肝臓だけではなく、胆嚢も一緒にケアすることで肝臓をさらに元気にし、気の巡りを良くし、結果的に血の巡りが良くなり、子宮筋腫が小さくなりやすいです。

当院の患者さんを見ると、夜勤がある方の肝機能が低下していることが多いようです。夜更かしが子宮筋腫を大きくするということを、知っておいてください。

また、その時間帯にアルコールを飲むのは最悪です。飲酒を伴う夜のお仕事をしていて23時以降にアルコールを飲まなくてはいけない方は、より肝臓のケアを心がけていただきたいものです。当然ながら、早寝をしてアルコールを飲まない方に比べ、子宮筋腫や子宮体がんなどのリスクが各段に高いのです。

7 その性格が子宮筋腫を大きくする?!

細かいことにこだわりすぎたり、やたらと人目を気にしたり、くよくよする人は病気にかかりやすいです。

特に、肝臓はストレスの影響を強く受けます。同じ事象や場面に遭遇したとしても、その小さなことでぐちぐちと不満を言い続けたり、くよくよしたりする性格の人はストレスをためやすく、肝臓の気の巡りが悪くなります。

「気が巡ると血が巡る」という中医学の原則によると、ストレスをためやすい性格の人は気の巡りが悪くなり、胸や腹が張り、眉間の皺が寄りやすくなります。子宮筋腫ができやすくなり、大きくなりやすいです。

「このくらいはまあいいか」という寛容な心持ちでいられると、ストレスによる肝臓の負担が減り、子宮筋腫のリスクを軽減することができます。

第4章

セルフ中医かっさと中医アロマ療法で子宮筋腫を小さく

1　中国六千年の歴史が生み出した世界最古の治療

日本では中国四千年の歴史といいますが、中国人と話していると、中国は六千年の歴史があるといわれることがあります。いずれにせよ中国に長い歴史があることには間違いなく、かっさも相当長い歴史があります。

かっさの原型は、旧石器時代（約三万八千年前から一万六千年前）に遡り、病気の時に本能的に石で体を撫でたり、体の表面を押し、疾病を緩解させていたことがその始まりとされています。長期にわたる民間人による実践と累積を経て、徐々に現在の石を使うかっさの形式に変化しました。

「五十二病方」や「黄帝内経」にはかっさの工具、技術要領、方法、手順、要求、医療効果、適応証についての論述があり、かっさ板、鍼灸、熱療法、推拿、カッピング、瀉血等の方法との組み合わせについても論じられ、かっさとこれらの療法との源流が密接な関係にあることがわかります。

❶2種類のかっさ療法

中国でも日本でも、2種類のかっさ療法が存在します。一つは民間のかっさ療法で、もう一つは私が治療として行っている中医基礎理論に基づいた中医かっさです。

現代の代表的な中医かっさの教本は、呂季儒教授の『呂教授健康法刮痧』です。中国国家中医薬管理局が行う中医刮痧師試験の教材の執筆者は楊金生教授ですが、楊教授による中医刮痧師試験受験者対象の試験前の講座を聴講しました。楊教授がツボの位置というのは姿勢によって変わるという話をされ、確かにそうだなと思ったのを10年以上たった今でも覚えています。

かっさ界の重鎮で『全息刮痧法』の著者の張秀勤教授にも他の中医刮痧師試験時にお会いすることができました。

中医基礎理論に基づいたかっさ療法では、治療者一人一人の証を見極め、鼻炎、喘息、アトピー性皮膚炎、突発性難聴、頭痛、子宮筋腫、生理痛、生理不順、腹痛、不眠、感冒、疲労、下痢、便秘など多岐にわたる難治性の病の治療が可能です。

また、中医かっさは、かっさ治療の手技のストロークが長く、治療痕がつかないのが特徴です。45度に板を傾けて擦るため肌の負担が少なく、治療後も肌が全く痛みませんし、治療後深部まで体が温まり、ポカポカして足や肩も軽くなります。

これに対し、民間かっさは数センチ単位で擦り、板を垂直に立てて皮膚を傷つけるので、皮膚がヒリヒリと痛く、治療後数日は仰向けになって寝ることも難しいですし、皮膚の色も赤く変色してしまいます。

民間かっさは単に痛みの箇所を擦るだけなので、根本から体を整えるのは難しく、治療後、体の軽さや温かさを感じることはありません。

名前は同じくかっさですが、全く異なる手技で、治療効果も雲泥の差があります。

❷かっさの道具

私は写真のようなかっさ板を使っています。砭石《へんせき》と呼ばれる山東省泗浜県産の石でできています。遠赤外線が出ていて、温熱効果があるといわれています。

かっさ板は皮膚に触れる縁の部分が四角くなく、自然な丸みを帯びているものを選ぶようにしましょう。

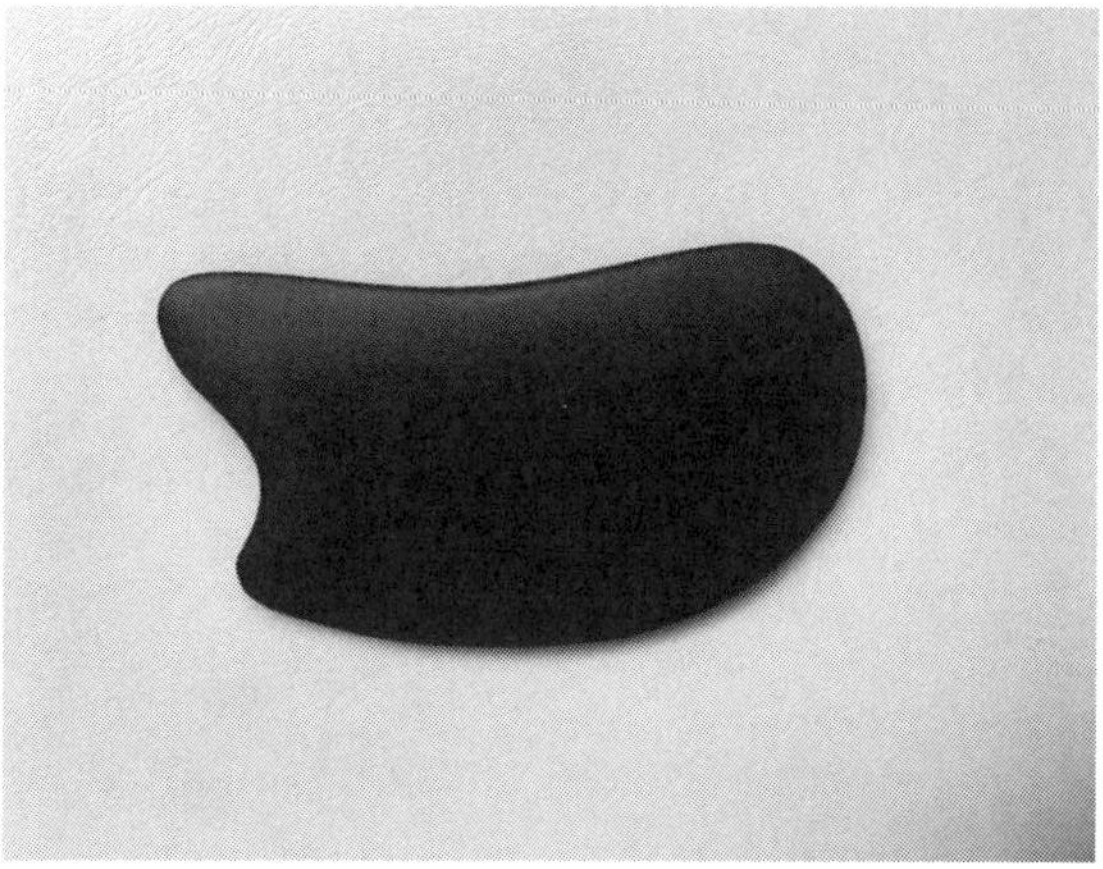

中医かっさ師が使うかっさ板の形

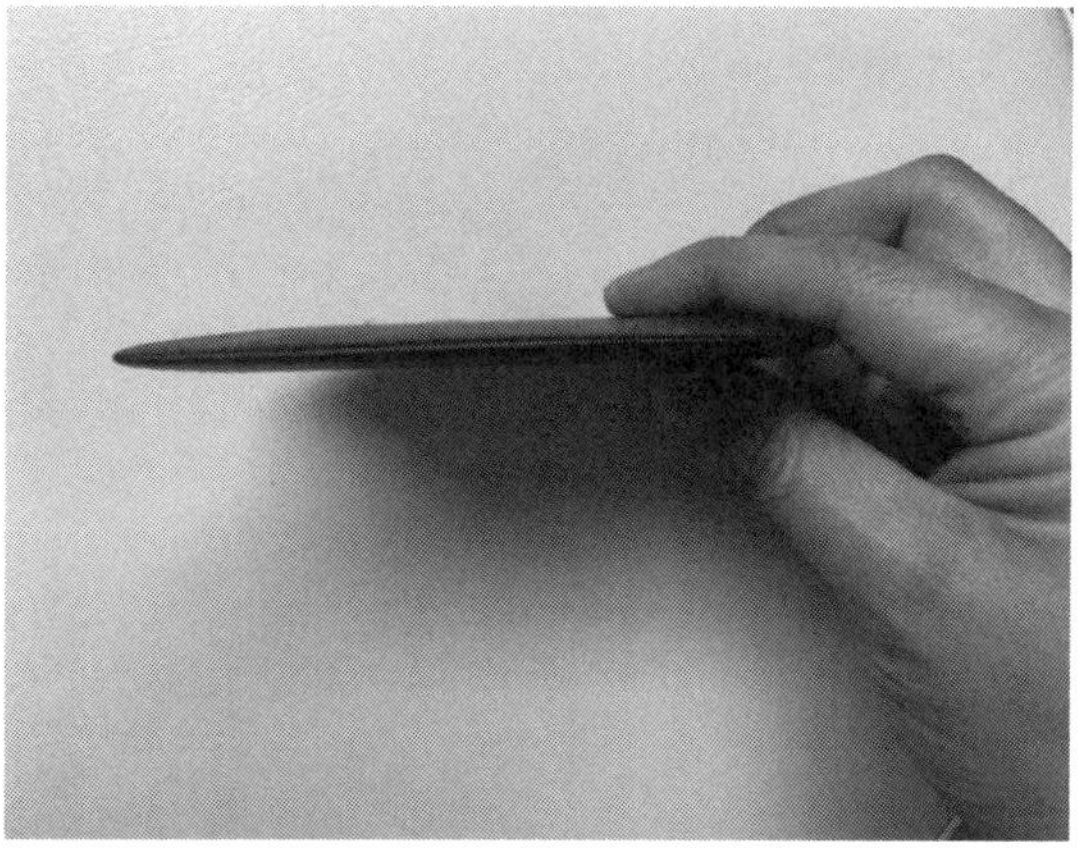

理想的な板の断面

縁が四角いものはかっさ時に皮膚を傷つけ、不要な痛みを与え、経絡を滞らせてしまいます。

板の大きさが手よりかなり小さいものは、顔用です。インターネットで売られているほとんどのかっさ板は顔用で、それで体を擦ると、板が小さく、手が疲れてしまいます。

また、石の板は適度な重みがあり、石の重さを利用して深く擦れるため、手が疲れないだけでなく治療効果が出やすく、おすすめです。

顔用は水牛の角の板を用いることが多いです。水牛の角は清熱解毒効果がありま す。

プラスチックは軽すぎるうえ、プラスに帯電するので良くありません。

テラヘルツ鉱石できているかっさ板がいいのですが、以前買ったテラヘルツ鉱石と謳われているかっさ板は、テラヘルツとは名ばかりの板でした。本物のテラヘルツ鉱石であれば、氷を板の上に置くとみるみる溶けていきます。振動数が高いものは物理的な反応速度が早いのです。

テラヘルツ波が出ている調理プレートなら、置いたそばから氷が溶け始めます。また、その調理プレートを使って水出しコーヒーを作ると、通常８時間かかる水出しコーヒーが30分でできます。氷の溶ける速度や水出しコーヒーができる速度で、本物のテラヘルツ鉱石でできているかを簡単にチェックできます。

❸かっさ板の擦り方

板を擦る方向に向けて45度に倒し、１ライン当たり20回から30回ほど擦ります。

太もも、腹部など筋肉や脂肪が厚い部分は深く擦り、頭皮、目の周りなど筋肉や脂肪が少ないところは浅目に擦ります。

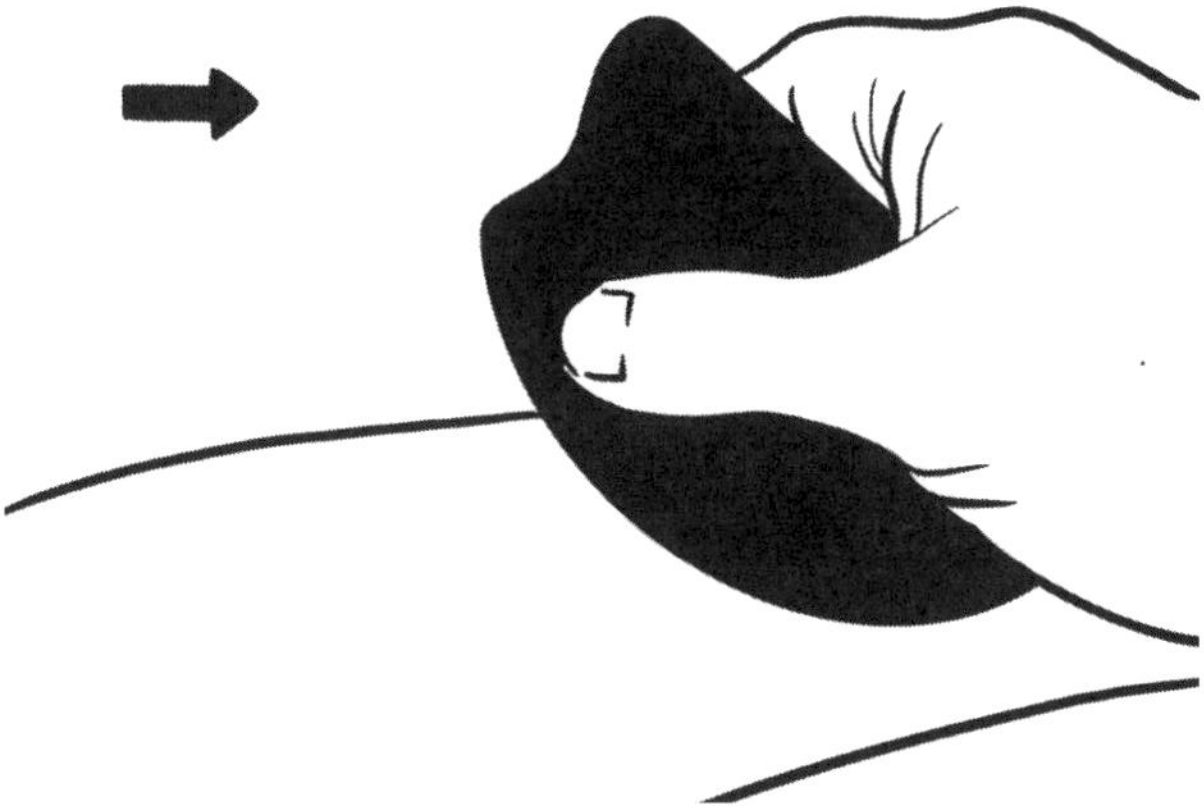

右方向にのみ擦る。バターを塗る要領で。パンのバター塗りはOK、牛蒡のささがきは×と覚えると間違えにくい。

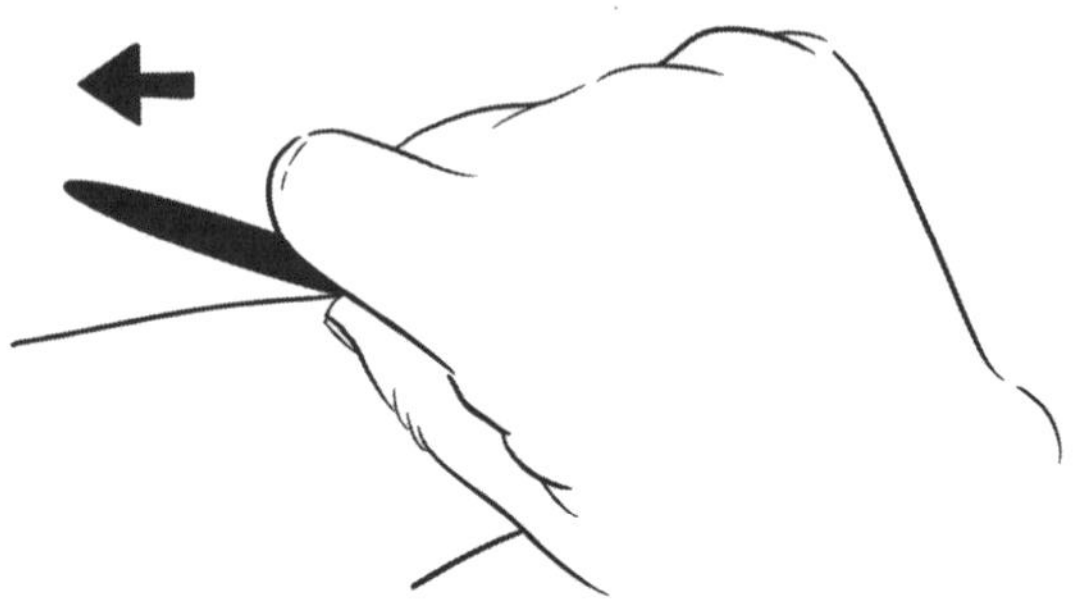

右方向に擦ると牛蒡のささがき方向で×。
左方向はバターを塗る方向でOK。

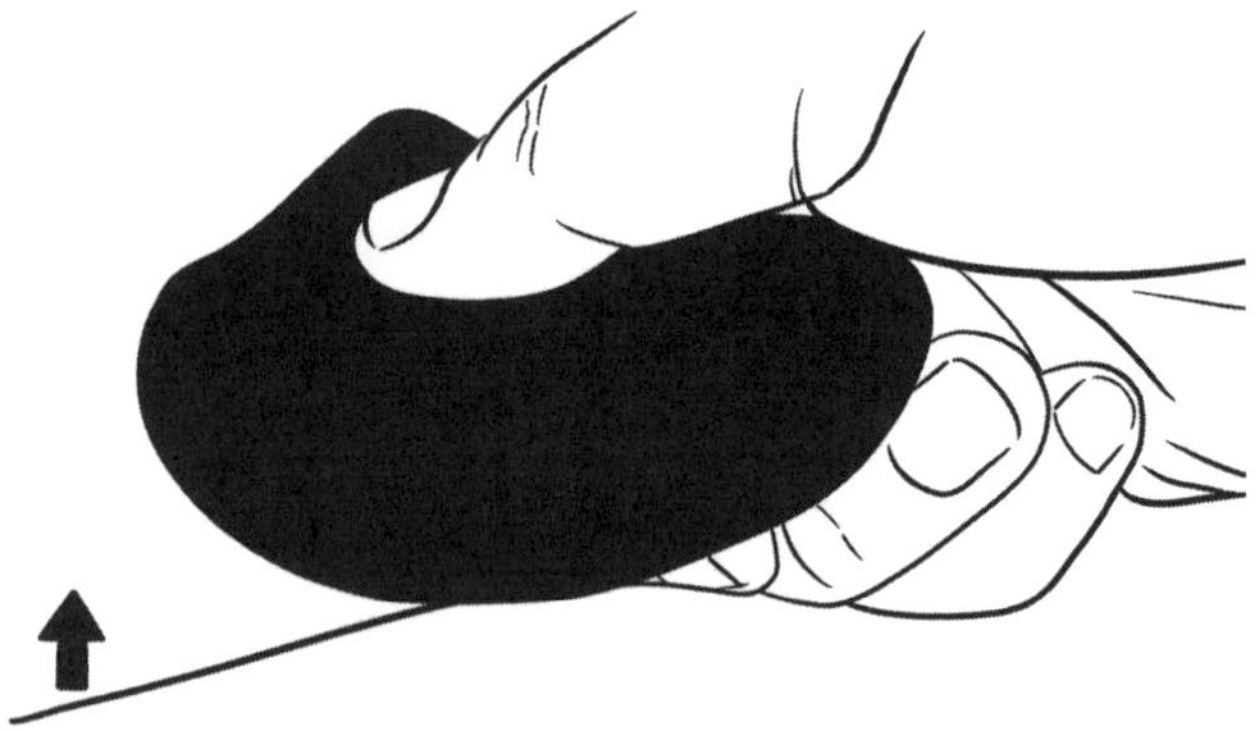

皮膚から板を浮かせて板を始点に戻す。戻すときは指が皮膚に触れてもOK。板は上げてかっさする部位に触れないように。

板は一方向にのみ擦ります。行きと帰りの双方向に擦らないようにしましょう。一方向にのみ擦り、板を始点に戻すときは擦らずに戻すようにしましょう。手は始点に戻るとき肌に触れてもいいですが、板は始点に戻すときに肌に触れないようにすることがポイントです。

逆刮《ぎゃくかつ》すると肌が傷つき、気血の流れが乱れて逆効果になります。

❹補法、瀉法と平補平瀉法

擦り方は体質によって3種類を使い分けます。

体力がある、赤ら顔、体つきががっしりしている、血瘀、邪気が多いなどの実タイプの場合は、早く強く擦ります。これを「瀉法《しゃほう》」と呼びます。

虚弱体質、老人、子供、気血不足、疲れやすい、体の線が細い、体力がないなど、虚タイプの場合は、ゆっくりと弱めに擦ります。これを「補法《ほほう》」と呼びます。

体質的に虚と実の中間の場合は、速さが補と瀉の中間、強さも補と瀉の中間で擦ります。これを「平補平瀉法」と呼びます。

2 中医アロマ

臭いは大脳旧皮質という個体保存の欲求（睡眠欲・食欲・排泄欲）や、種族保存の欲求（性欲）など、生存欲求と係わりがある部位で知覚されます。

睡眠、食欲、排泄、性欲などの生存欲求以外にも、現代において大脳旧皮質は情趣や嗜好などの感情生活、すなわち高次の精神活動に重要な役割を果たしています。

嗅感覚は、臭いに関係する物質が嗅覚器官の末端、鼻腔の天井部分にある嗅粘膜（嗅上皮）に到達したときに始まります。

大脳新皮質は大脳の部位のうち、表面を占める皮質構造のうち進化的に新しい部分で、合理的で分析的な思考や、言語機能をつかさどります。

臭いはこの大脳新皮質を経ず、直接大脳旧皮質に伝わることで、本能的に良し悪しを感じ取るのです。人間の直感や感情に訴えかけるものであり、理屈云々ではないと

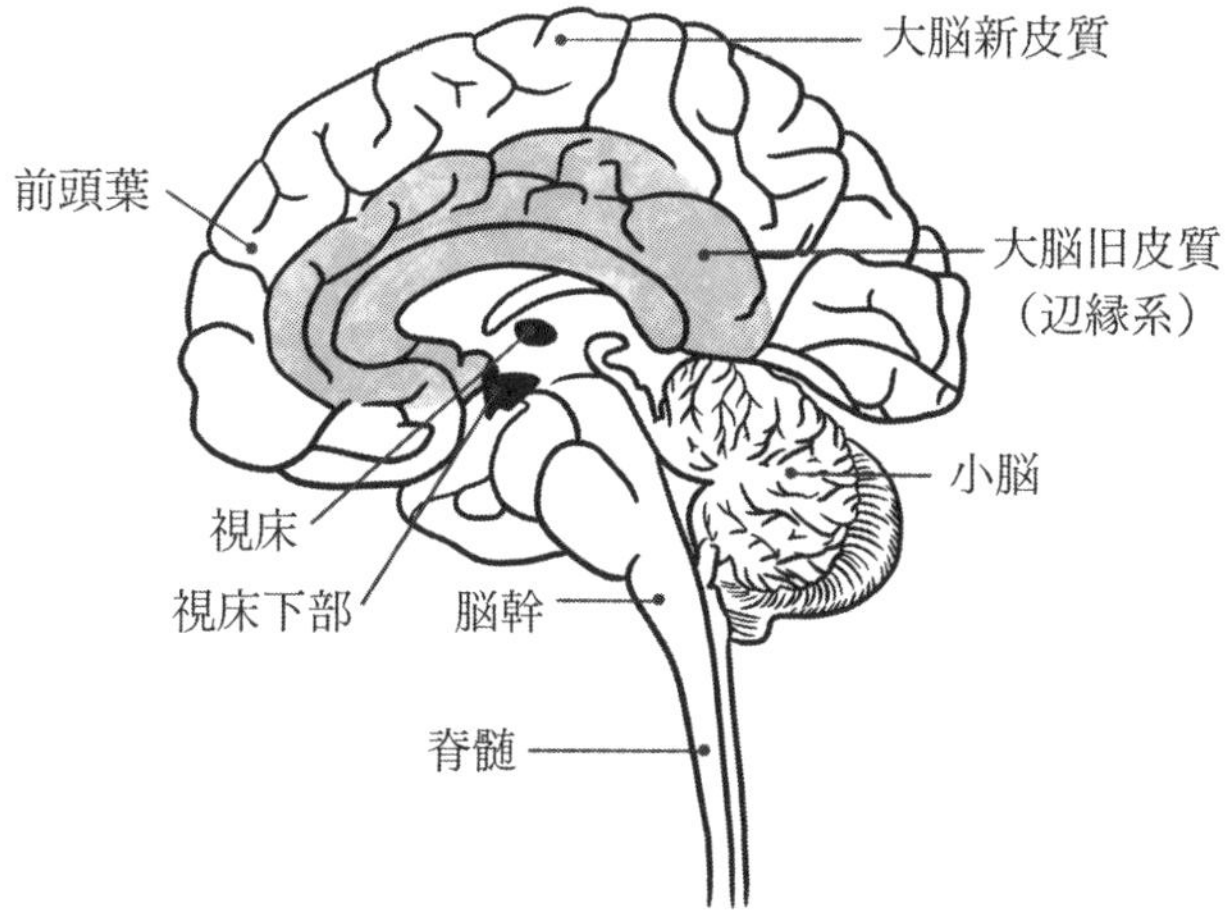

いうことです。

異性が毛穴・汗・尿から放つ生殖ホルモンをこの大脳旧皮質で私たちは本能的に嗅ぎ分けています。

異性の臭いから得た情報で「この人は何か嫌だな。違うな」と感じ取っているといえます。

せっかくこの大脳旧皮質で「私とは合わない」とか「何だか嫌だな」という直感に訴えかける情報を得たとしても、身長・所属・年収・家柄・現住所・顔・出身地などのスペックを大脳新皮質で分析し、「この条件の男性と結婚したら幸せになれるはず」「この人はこの条件を満たしているから付き合ったら得するはず」という思考で異性を選定すると、その選定された異性とのお付き合いは想定したほどスムーズにいかないということです。

また、性が合わないというのは、人生単位では非常に重大な問題です。人間としての基本欲求の一つである性的に合わないということは、文字通り基本的に合っていないということですから、その相手と自分が人生のパートナーとしてやっていくには、お互いに相当な努力や我慢が必要になるということです。

現代人はスペックでパートナーを選ぶ傾向が強いように感じます。特に都会で見栄を張って生きている人は、本能でなく頭で考え、理性的に相手を選ぶことが多いのではないでしょうか。

我々人間は、本来、本能で異性の生殖能力や自分との相性を嗅ぎ分ける力を持っているはずです。種族保存の欲求と関係する大脳旧皮質を活かし、本能的にパートナーを選べば、不妊のリスクを減らすことができるかもしれません。

男性側も同じです。顔やスタイルや家柄ではなく、本能的に女性を選べば、女性の不妊で子供を授かることができないということは少ないはずです。

結婚後にご自身やパートナーの生殖能力が低いことがわかることもあると思いま

す。この場合でも、かっさで肝臓、脾臓、腎臓を整えていくことで、妊娠の確率を上げることは可能です。

エッセンシャルオイルを用いた実験で、好ましい香りの提示により、心拍出量や血管抵抗性等の相互作用の定常性が増し、波形の周期的安定性が増すことにより、ホメオスタシス（生体恒常性）がより安定することがわかっています。

本能的に選んだ香りは、生体の内部や外部の環境因子の変化に関わらず生理機能が一定に保たれる性質を強化してくれるのです。

一方、好まない香りを嗅ぐことで、末梢血管の伸展性が失われることもわかっています。末端まで血が巡らなくなるのです。

人間の香りを本能的に嗅ぎ分ける力というのはすごいものです。それによって自分の健康状態が左右されてしまうのですから。

目を閉じ、銘柄や種類ではなく、アロマの香りそのもので、その時々で心地良いと感じるものを直感的に選ぶことは、結果的に体に良い影響を与えます。

好きな香りの中から、自分の証※や目的に合ったオイルをさらに選定することで、治療効果をより高めることができます。

患者さんがコロナの後遺症で一時的に嗅覚を失ったことがありました。かっさ治療するまで嗅覚がほとんどなく不安に思われていたのですが、治療する度に嗅覚が戻ってきたため、中医かっさは大脳旧皮質に刺激を与え、失われた嗅覚を取り戻すことができるということがわかりました。

かっさが嗅覚を正常にする働きがあるということは、かっさをしていれば嗅覚を磨き、直感で異性を選ぶ力が上がり、人生のパートナー選びをより正確にできるようになるということです。

※「証」とは、自覚症状及び他覚的所見からお互いに関連し合っている症候を総合して得られた状態（体質、体力、抵抗力、症状の現れ方などの個人差）を表す中医学用語で、これを基に治療内容を決定します。「表証」か「裏証」か、次に「熱証」か「寒証」か、そして「実証」か「虚証」かを見定めます。

❶肝に帰経するオイル

マンダリン
鎮静・消化促進・抗不安
【帰経】脾　肝
【性質】温性

カモミールジャーマン
清熱・鎮痛・抗炎症・痒み・アトピー性皮膚炎
【帰経】脾　肝　心
【性質】涼性

カモミールローマン
鎮静・清熱・抗鬱・不眠
【帰経】脾　肝　心
【性質】平性

オレンジ
体液を生成し喉を潤す
化痰・消化促進
【帰経】肺　脾　胃
【性質】涼性

ベルガモット
抗鬱・鎮静・殺菌
【帰経】脾　肝　心
【性質】涼性

グレープフルーツ
リフレッシュ・ダイエット・抗鬱
【帰経】脾　肝
【性質】涼性

❷心に帰経するオイル

ジャスミン
睡眠・強壮・催淫・生殖機能アップ
【帰経】腎　心
【性質】平性
陣痛の痛みを和らげ、催乳効果も。

ローズ
鎮静・子宮強壮・抗鬱・催淫
【帰経】腎　心
【性質】涼性
肌理を細かくし、肌を美しく保つ。臭いが強いため、他のオイルに比べ、少なめに配合する。

ネロリ
鎮静・抗不安・スキンケア
【帰経】心　肝　脾
【性質】温性
オレンジの花から抽出される希少価値が高いオイル。柑橘で、光毒性が弱く、シミになりにくい。

ラベンダー
安眠・鎮静・殺菌消毒・火傷・日焼け・口内炎
【帰経】脾　肝　心
【性質】平性
大きくなった口内炎もたった1滴、たった一晩で小さくしてしまうすごいパワーを持つ。

ローズマリー
血行促進・記憶力・免疫力アップ
【帰経】脾　肝　心　肺
【性質】温性
気血の流れを良くする効果があり、子宮筋腫治療によく用いる。温め、血流を良くするため、生理痛や生理の血の塊も改善。痛みを和らげる効果もあり、関節痛や肩こりにもおすすめ。

イランイラン
鎮静・子宮強壮・抗鬱・催淫
【帰経】腎　心
【性質】涼性
性欲が弱い方に最適。催淫効果があり、性欲を高める。

❸脾に帰経するオイル

マージョラム
温める・鎮静・鎮痛
【帰経】心　脾
【性質】温性
ラベンダー、マージョラム、カモミールローマンを合わせると安眠効果が抜群。

ミント
健胃・清熱・抗菌
【帰経】肝　脾　肺
【性質】涼性
アトピー性皮膚炎、アレルギー性鼻炎などアレルギー症状におすすめ。

レモン
消化促進・肝強化・鬱滞除去
【帰経】肝　脾　肺
【性質】微寒性
思考がスッキリし、リフレッシュできる。

サンダルウッド
行気温中・開胃止痛・寒凝気滞
【帰経】脾　胃　心　肺
【性質】温性
白檀とも呼ばれる。死後の世界は白檀の香りで満たされているといわれ、現在でも仏教やヒンドゥー教寺院で焚かれている。死者を来世に運ぶともいわれ、宗教儀式に多く用いられてきた。

フランキンセンス
行気止痛・むくみ取り・肌の再生
【帰経】心　肝　脾
【性質】温性
漢方では乳香という名前で呼ばれる。美肌効果が高いオイル。難産治療にも用いられる。リラックス、呼吸を深くする効果があり、出産時にあると心強い。

❹肺に帰経するオイル

パイン
殺菌力・呼吸器疾患・免疫力アップ
【帰経】肺　腎
【性質】温性
さらっとした鼻水、白い鼻水、白や透明の痰など寒邪が入り込んだときにおすすめのオイル。

サイプレス
呼吸器・婦人科疾患・デトックス
【帰経】肺　腎
【性質】涼性
杉のスッキリと清々しい香りを嗅ぐと、思考もシャキッとする。湿を取り除いてくれる。むくみ解消にも効果がある。

ユーカリ
抗感染・リフレッシュ・免疫力アップ
【帰経】肺
【性質】温性
室内に香りを漂わせておくと殺菌効果があり、呼吸器感染しにくくなる。
風邪や発熱した患者さんの治療時にマスクをしなくても施術者である私が感染しないのは、ベースオイルに混ぜたユーカリオイルが揮発し、空気中のウイルスが不活化されるためだと思っている。

ティートゥリー
強い殺菌力・皮膚の消毒・免疫力アップ
【帰経】肺
【性質】温性
ニキビ・ヘルペス・水虫などの皮膚疾患部分に少量を直接塗布することも可能。

❺腎に帰経するオイル

ジュニパーベリー
利尿・デトックス・むくみ解消
【帰経】腎
【性質】熱性
毛穴を小さくし、毛穴から汚れを排出してくれるので、顔の施術や乳液やオイルに混ぜて使うと毛穴対策に効果的。グレープフルーツと一緒に用いると利尿効果抜群。むくみがある方にもおすすめ。

シダーウッド
老化肌対策・体液鬱滞解消・鎮静
【帰経】腎
【性質】熱性
まろやかな香りに癒される。抜け毛や白髪にも効果的。

ゼラニウム
潤いを与える・ホルモン調整
月経トラブル
【帰経】腎　心
【性質】涼性
甘い香りで癒される。ホルモンバランスを整える。

ローズウッド
リラックス・潤いを与える
美肌効果
【帰経】腎　心　肝
【性質】涼性
腎機能が低下して起きる老化肌を蘇らせてくれる。皺を延ばす効果があり、妊娠線予防にも。生産量が少なく、貴重なオイル。

シナモン
血行促進・鎮痛・強壮
【帰経】心　肺　脾　腎
【性質】熱性
体を温める作用が強く、腰膝の冷痛、虚寒胃痛、慢性消化不良、寒邪による閉経におすすめ。

❻舌の状態に応じたエッセンシャルオイルの選び方

エッセンシャルオイルは、基本的には好ましい香りを直感的に選べばよいのですが、それぞれの性質を知っておくことで、より効果が高まります。

舌先が赤い場合は、心や肺が炎症を起こしていたり、熱があったりするので、心臓や肺に帰経するオイルの中から涼性や寒性のオイルを選定します。舌の側面が赤い場合や、目が充血している場合、頭頂部に張った痛みがある場合は、肝臓に帰経するオイルの中から涼性のものを、舌の側面に赤味がない場合は、肝臓に帰経するオイルの中から温性や熱性の温性や熱性のものを選びます。舌奥の表面がでこぼこと荒れ、歯形が付き、むくんでいる場合は、腎臓に帰経するオイルを使います。

生理痛や冷えが気になる場合は温性か熱性のオイルを、手足の芯が熱かったり寝汗をかいたりする場合は涼性のオイルを選択します。

黄色い鼻水は、肺に熱があることを意味するので、涼性のオイル、緑の鼻水は、ウイルス感染していることから、殺菌力があるオイル、白い鼻水は、寒邪が入り込んでいることを表すので、温性や熱性のオイルを選定します。

次ページの表にまとめたものも参考にしてください。

オイルの中医学的分類

気を流すオイル	気を補うオイル
温性・熱性	温性・熱性
マンダリン・ネロリ	パチュリ・ティートゥリー・シナモン・パイン
平性	
カモミールローマン・クラリセージ	
涼性・寒性	涼性・寒性
ミント・ラベンダー・ベルガモット・カモミールジャーマン	オレンジ・ゼラニウム・ラベンダー・イランイラン・シダーウッド
血を流すオイル	**血を補うオイル**
温性・熱性	温性・熱性
フランキンセンス	ローズマリー・マージョラム
平性	
カモミールローマン	
涼性・寒性	涼性・寒性
ベルガモット・サイプレス・ローズ	ラベンダー・ゼラニウム・オレンジ・イランイラン
水分代謝を上げるオイル	
涼性・寒性	温性・熱性
サイプレス・グレープフルーツ・レモン・サンダルウッド・ゼラニウム	ジュニパーベリー・ジンジャー・シナモン・シダーウッド

3 中医かっさセルフケア

1ライン当たり20回から30回擦ります。痛気持ち良い力加減で擦りましょう。全く痛くないのは効果がありませんし、痛すぎるのは擦りすぎです。赤くなる場合は板の向きが進行方向に対して逆になっている可能性があります。手の中心に触れている板の部分が進行方向に対して先頭になるのが正しい位置で、板の向きが正しければ赤くなることはありません。ただし、首は初回のみ毒素がたまっていると若干赤くなります。

❶頭の擦り方

前から後に擦ります。５㎝ほどの間隔で前後に擦りながら、板全体を徐々に後にずらしていきます。耳の近くは三叉神経を骨から剥がすためにギザギザに擦ります。

かっさ時間は頭部全体で5分が目安です。

◆ソフトボールでの目の痛みの取り方

目の痛みが強い場合、仰向けになり、首の後生え際の正中線から親指1本分横にソフトボールを当てると目の痛みが楽になります。

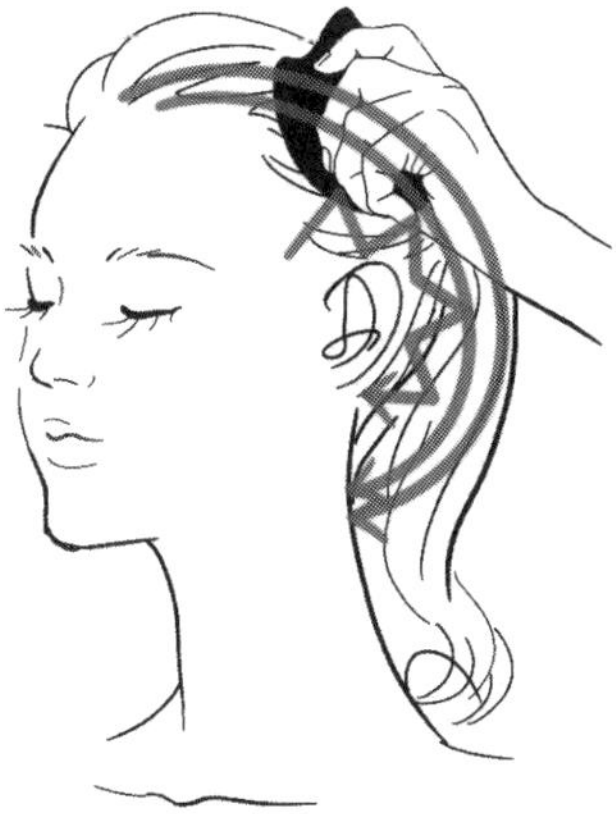

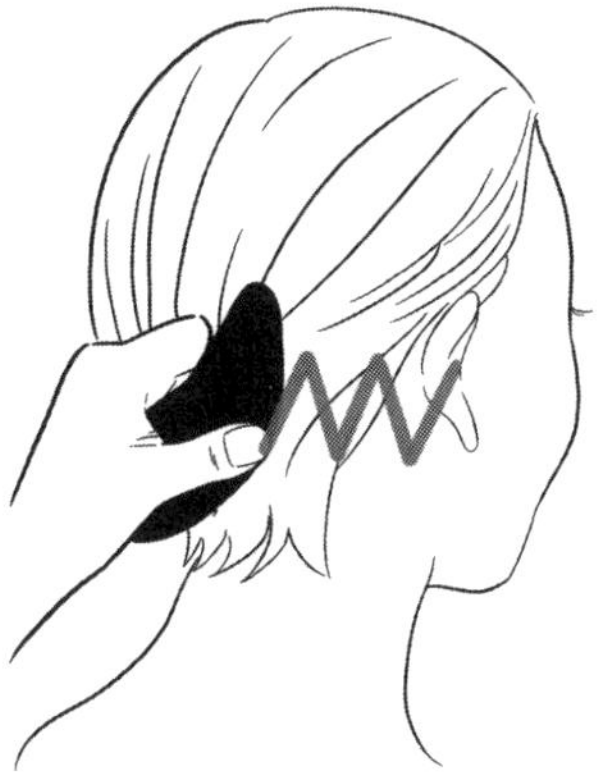

後頭部は視覚野が近く、目の疲れを取るのに効果がある。目が疲れている場合は後頭部を重点的に擦る。上下に４㎝から５㎝ほどの幅で擦りながら左右に板を移動する。

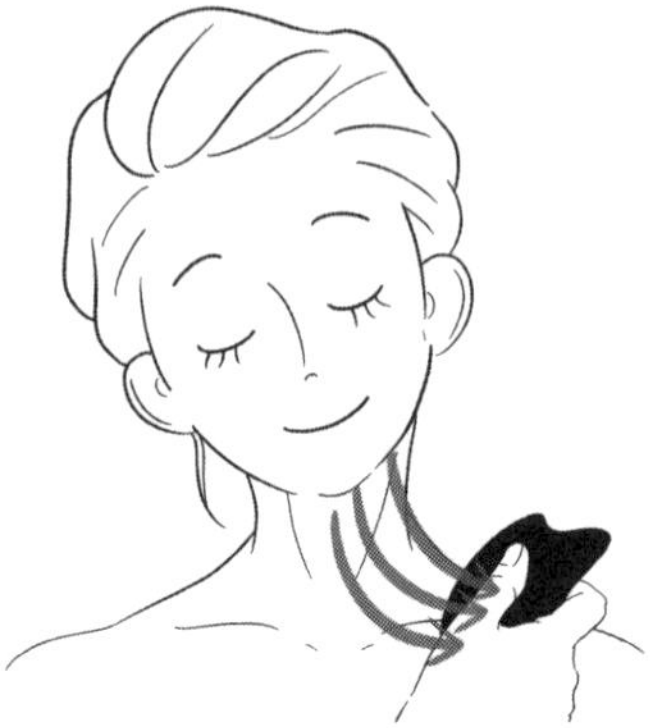

首を斜めに傾けて皮膚を伸ばし、反対側の手で板を持ち、上から下に擦る。
皮膚がたるまないよう、首を傾けて皮膚を伸ばした状態で擦るのがポイント。

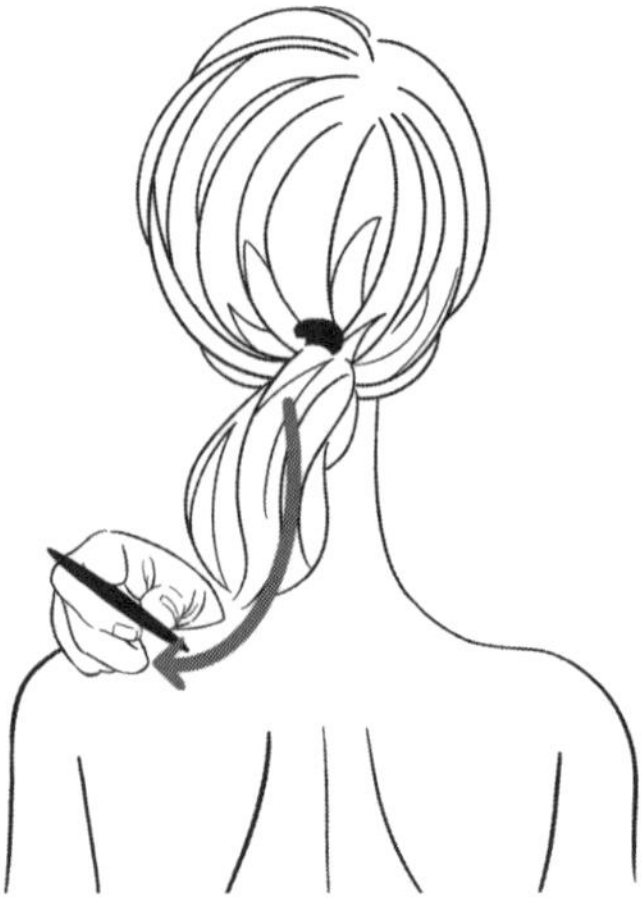

肩と反対側の手で板を持ち、肩先に向けて擦る。

❹胸の擦り方

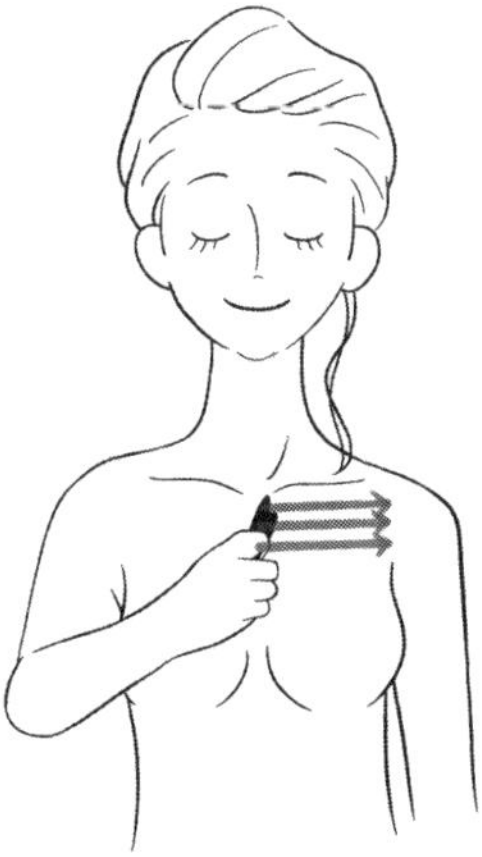

胸と反対側の手で板を持ち、肋間を内から外に擦る。

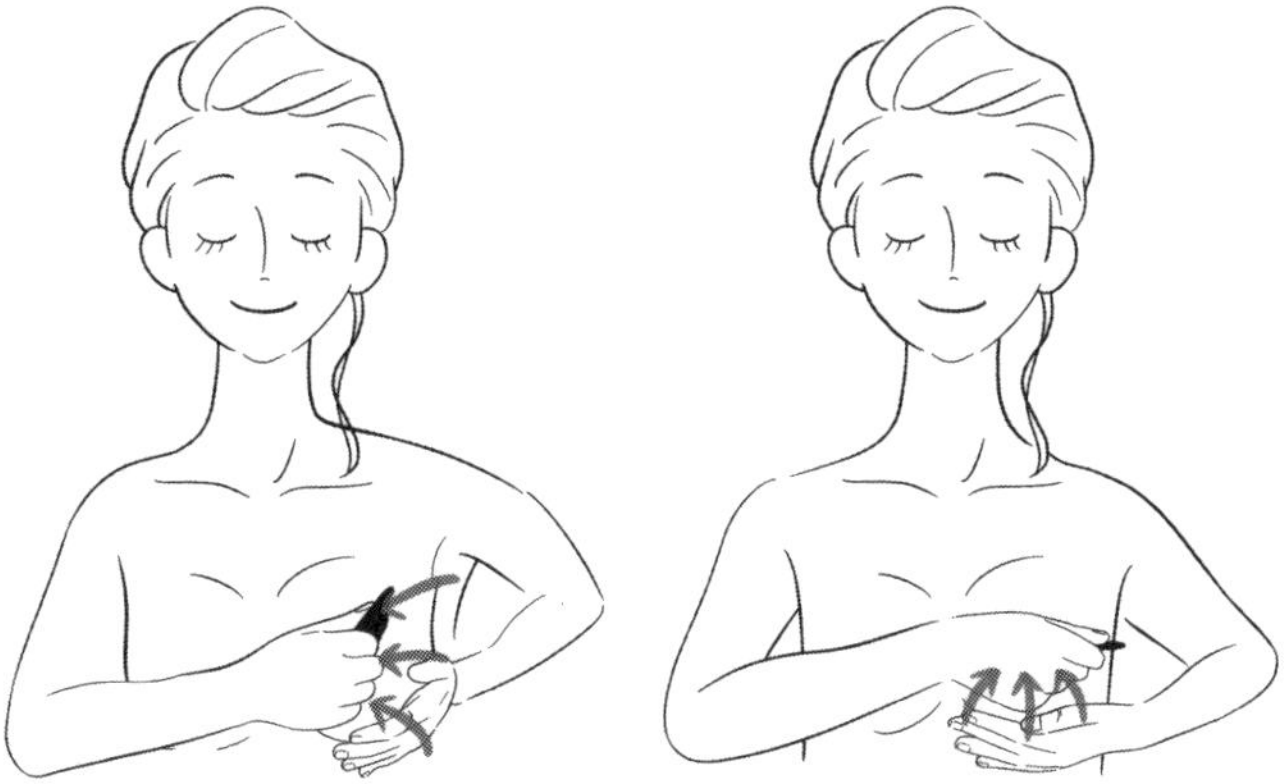

胸と反対側の手で板を持ち、手で胸を乳頭（胸の中心）に向けて集める。胸を中心に向けて伸ばした状態で、板で胸の中心に向けて胸の肉を中心に集めるように擦る。

胸の下に期門という肝臓のツボがあります。
肝臓の気が集まるツボで、肝臓治療の重要なツボです。
乳頭を下に辿り、ブラジャーのワイヤーと交わるところにあります。
ブラジャーのワイヤーの位置を重点的に擦りましょう。
期門にカッピングをするのもおすすめです。
プラスチックのカッピングは自分でも簡単にできます。

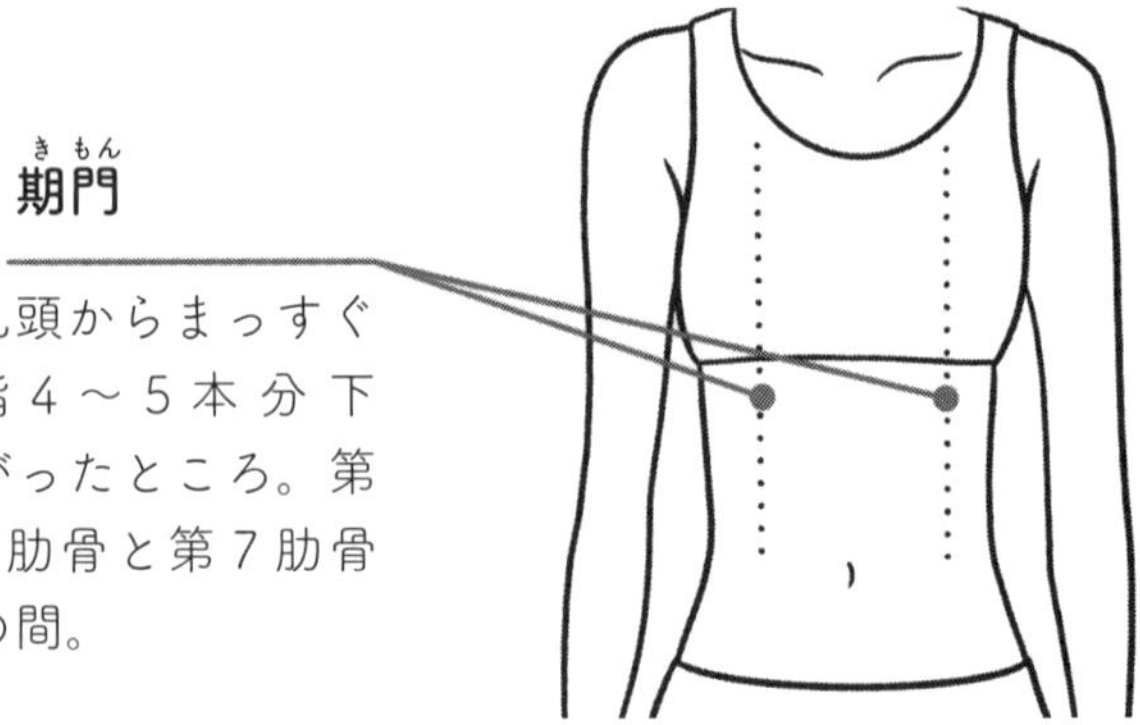

期門《きもん》

乳頭からまっすぐ指4～5本分下がったところ。第6肋骨と第7肋骨の間。

❺腹部の擦り方

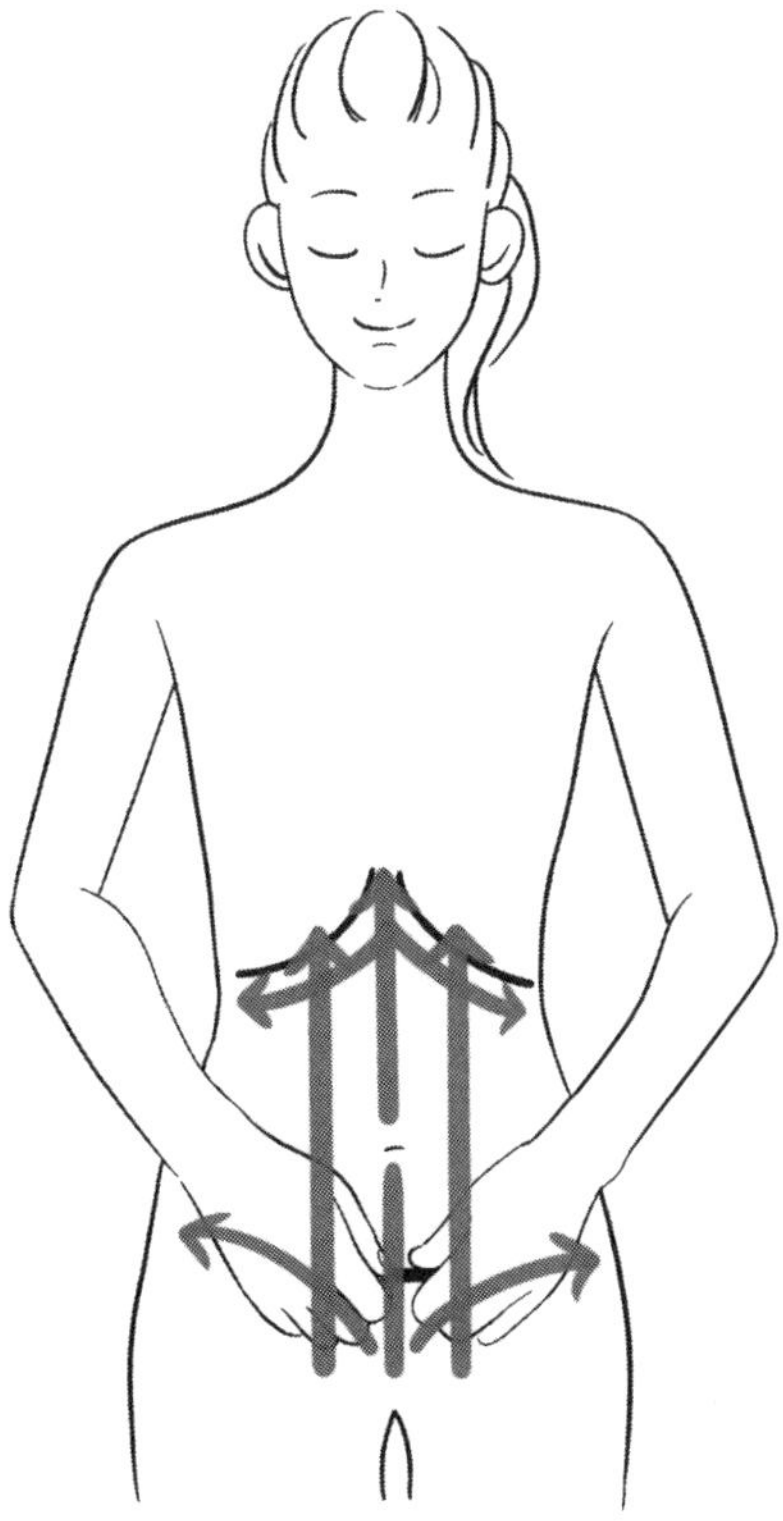

げっぷ、吐気がある場合は、上から下に擦る。それ以外の場合は、下から上に擦る。
仰向けになり、お腹を伸ばした状態で擦るのがポイント。椅子に座った状態や立った状態では腹部の皮膚がたるみ、深部を擦れないので、仰向けのほうが気血の流れが良くなる。

腰や腹部は箱灸が便利です。
棒状のお灸を箱に刺し、点火後箱ごと体の上に置きます。箱の中に受け皿があり、燃えカスがたまるようになっています。お灸時間は1か所当たり5~10分が目安です。

関元
臍下指4本分。婦人科調整全般に効果がある。お灸やカッピングをしても良い。

子宮穴
臍下手一つ分の幅下、正中線から指4本分外側。婦人科全般に有効。

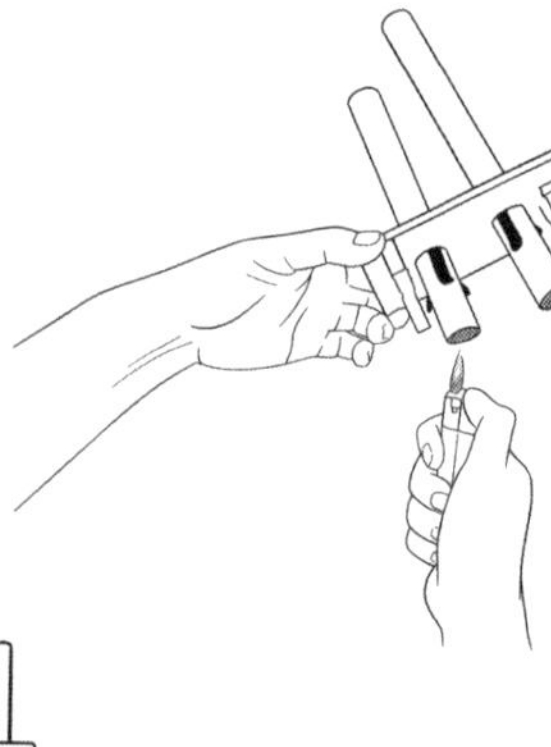

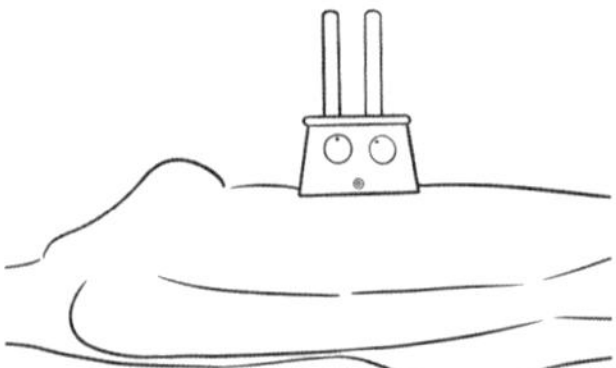

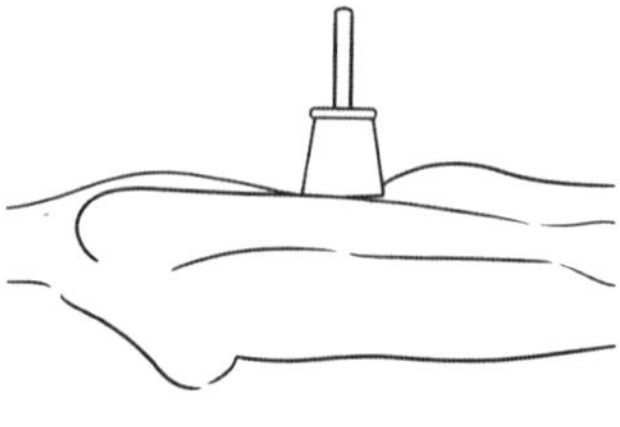

❻足の擦り方

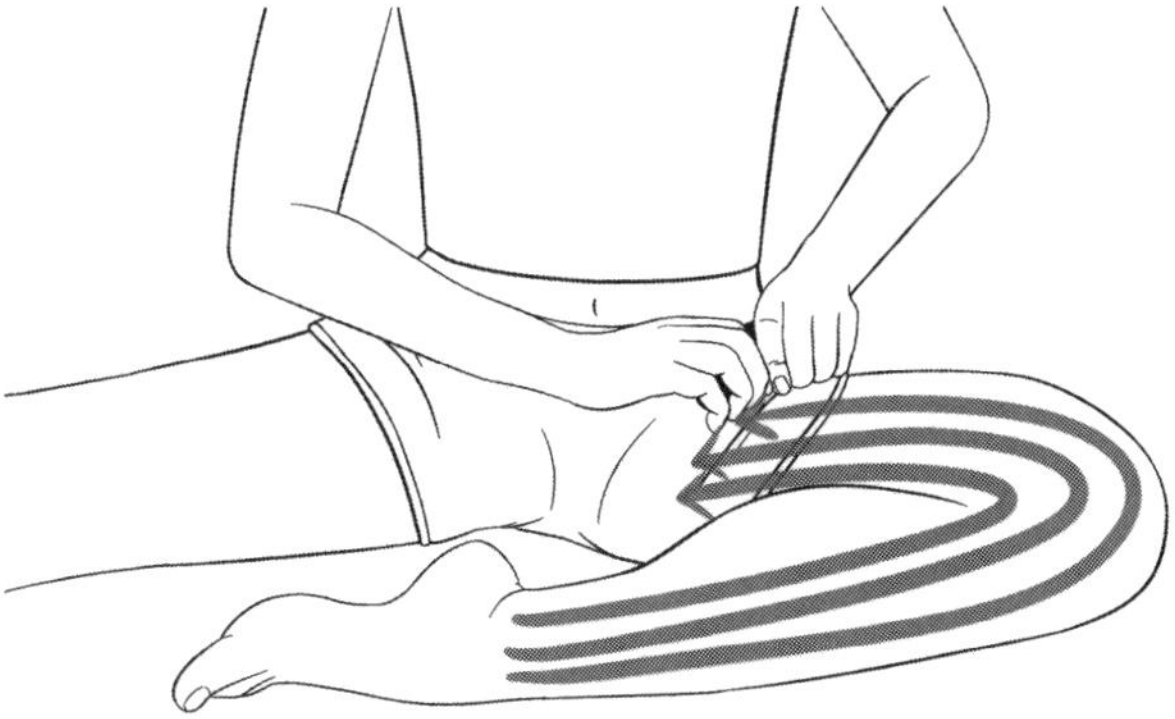

下から上に擦る。足首から膝、膝から鼠径部というように２分割して擦る。足の脾臓の経絡をしっかり擦ると、朝起きやすくなる。

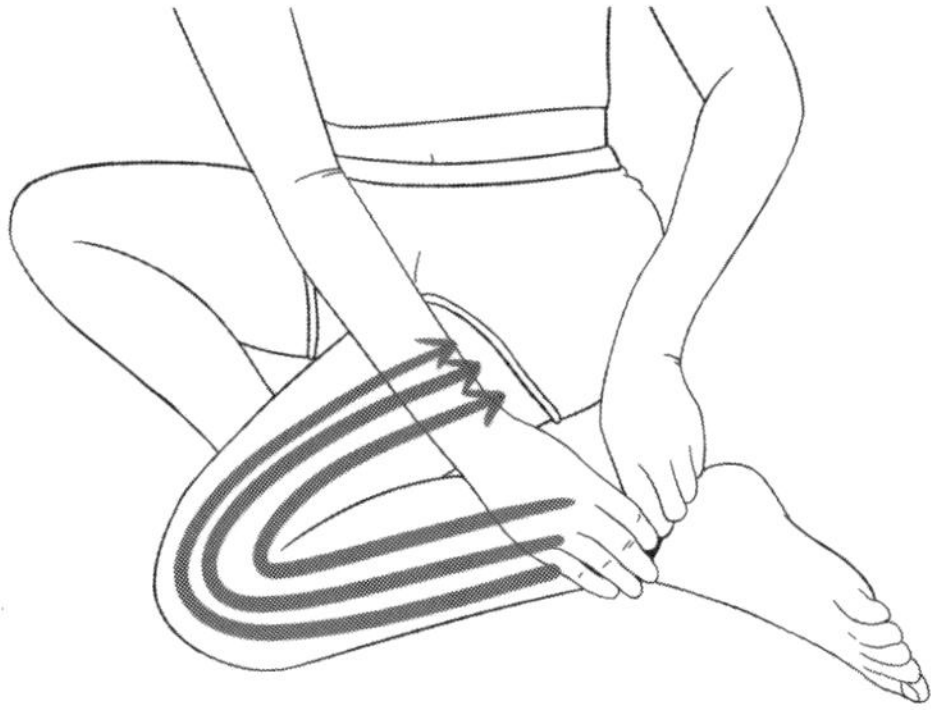

下から上に擦る。足首から膝、膝から腸骨方向に２分割して擦る。大転子をしっかり擦ると、洋ナシのように膨らんだ太もも外側の張り出しがなくなる。

風市

直立し、中指の先が当たる場所。しっかり擦ると肝風内動を抑え、脳卒中予防になる。

太衝

足《あし》厥《けつ》陰《いん》肝《かん》経《けい》上にある。足の親指と人差し指の交わる点を板の先で押す。置き鍼をしても良い。

適応症：頭痛・目のかすみ・めまい・ふらつき・お腹の張り。下痢と便秘の繰り返し・月経前症候群（PMS）・月経痛・のぼせ・不眠症・イライラ。

三陰交

足《あし》太《たい》陰《いん》脾《ひ》経《けい》上のツボ。脾臓、肝臓、腎臓の経絡が交わる重要なツボで、婦人科不調全般に有効。

経絡と板を垂直方向にし、くるぶしから指4本分上を板先で押す。

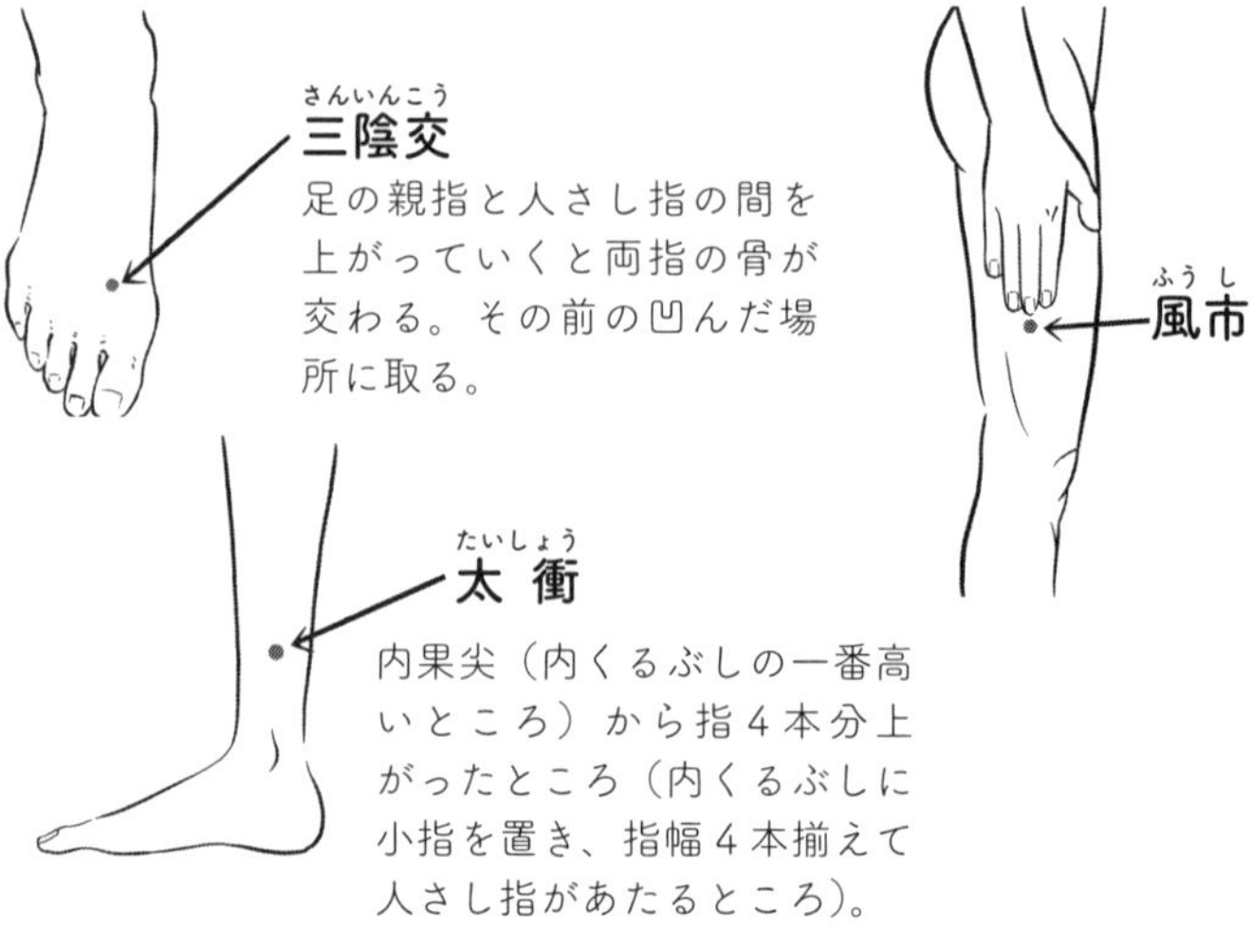

三陰交《さんいんこう》
足の親指と人さし指の間を上がっていくと両指の骨が交わる。その前の凹んだ場所に取る。
風市《ふうし》
太衝《たいしょう》
内果尖（内くるぶしの一番高いところ）から指4本分上がったところ（内くるぶしに小指を置き、指幅4本揃えて人さし指があたるところ）。

第5章

婦人科病の本当の原因と根本的治療法

1　40歳を超えても妊娠を諦めないで！

―三臓を整えラストチャンスをつかもう―

❶40代、2度目の自然妊娠で流産経験を克服

当院でかっさ治療を受け、2度目の妊娠で見事出産できた40代女性のMさんという方がいます。私とまだ出会う前の1回目の妊娠は、残念ながら流産となってしまったそうです。その後当院に治療にお越しになった時点で40代。一般的には妊娠が難しい年齢ですが、かっさ治療後6回目で見事自然妊娠しました。

初めは腹部、特に胃が硬く、なかなか擦っても板が入っていかない状態でしたが、治療するたびに胃が柔らかくなり、擦るときに板が深く入るようになりました。数週間で胃が柔らかくなってから妊娠できました。

妊娠前は腎臓と肝臓が大事ですが、妊娠した後は流産防止のため脾臓が大事です。特に1回流産経験がある場合、2回目の妊娠時は1回目の妊娠前よりも気が減って

いるため、胎児を子宮内に留める力が弱くなっており、流産しやすいのです。

中医学では胃と脾臓はともに「土」に属し、属絡関係といってペアの関係にあります。胃が柔らかく活性化し、元気になると、脾臓も元気になるという理論です。

妊娠前に胃が柔らかくなり、脾臓を含む消化機能が上がって、気が増えた状態となりました。また、妊娠中もかっさ治療を続けたため、脾臓が元気で気が多い状態を妊娠中も維持できました。このことが、流産後の妊娠で通常の妊娠期間を全うするという難行を可能にしたといえます。

もしかっさ治療に出会っていなければ、40代での妊娠もできなかったかもしれないですし、仮に妊娠できたとしても再び流産してしまった可能性が高いと思います。

短期間で2回目の自然妊娠を果たし、流産も早産もせずに無事出産できたのは「かっさで肝臓、脾臓、腎臓を整えたお蔭だ！」と私は思うのです。

40代で流産を経験してからの妊娠と出産も可能です。子供がほしい女性は高齢だから、流産したことがあるからと諦めず、中医かっさでの体質改善に取り組んでほしいと切に願います。

❷卵管が詰まっているのに手術なしで妊娠

妊娠希望の30代の女性Sさんがいました。病院では「卵管が詰まっているので手術をしない限り妊娠は無理」と言われたそうです。

ところが、当院で14回治療したところで手術せずに自然妊娠できました。

肝臓の調整をすると、気の巡りが良くなり、卵管の中の卵子も動きがスムーズになり、排卵がうまくいくようになります。また、脾臓の調整をすると気が増えます。気も物を動かす働きが強く、排卵がうまくいきますので、卵管が詰まっている人は肝臓と脾臓を中心に整えてください。

肝臓が元気で気を流すことができていれば、妊娠後も胸が張ったり、気分が落ち込んだりという症状が出にくくなります。乳腺の詰まりも起きにくくなり、乳腺炎にもかかりにくくなります。脾臓が整っていれば気が増え、胎児をホールドする力がついて早産や流産リスクも減ります。

妊娠前から肝臓と脾臓を整えておくと、妊娠しやすくなるばかりか、妊娠中も元気に安心して過ごせます。

2　乳がんの本当の原因、予防と根本治療

❶乳がんは乳汁が腐って発生する

中医学では、乳がんは乳汁が胸に残り、腐ったものと考えます。

乳汁は妊娠していない時期でも毎月作られ、妊娠しなかった場合、子宮に降りていって経血と一緒に、あるいは経血に変化して排泄されます。

生理前に胸が張り、生理が始まると胸の張りが楽になるという人もいると思います。

乳汁が子宮に下がっていった分、スペースが空き、余裕が出るため、生理が始まると胸の張りが軽減されるというわけです。

上海で開業していたときの患者さんＨさんが、乳がんに関する興味深いお話をして

くれました。

　乳がん発症時、乳がんを発症している側だけ腋臭《わきが》だったそうです。

　そして乳がんの摘出手術を受けたところ、腋の臭さはなくなったそうです。

　この話を聞き、「本当に乳汁が胸に残って腐ったものが乳がんなのだ！　中医学ってすごいな！」と改めて中医学の洞察力の深さに感心したものです。

　腐った組織がなくなった結果、腋の臭いが消失したのです。正に乳がんというのは乳汁が「腐った」ものなのです。

　この患者さんは手術後も乳がんがあった箇所の裏側の肩甲骨が黒ずみ、痒みがありました。

　上海時代は瀉血をしていたので、使い捨ての針

女性の年齢別乳がん罹患数（2016 ～ 2020 年）

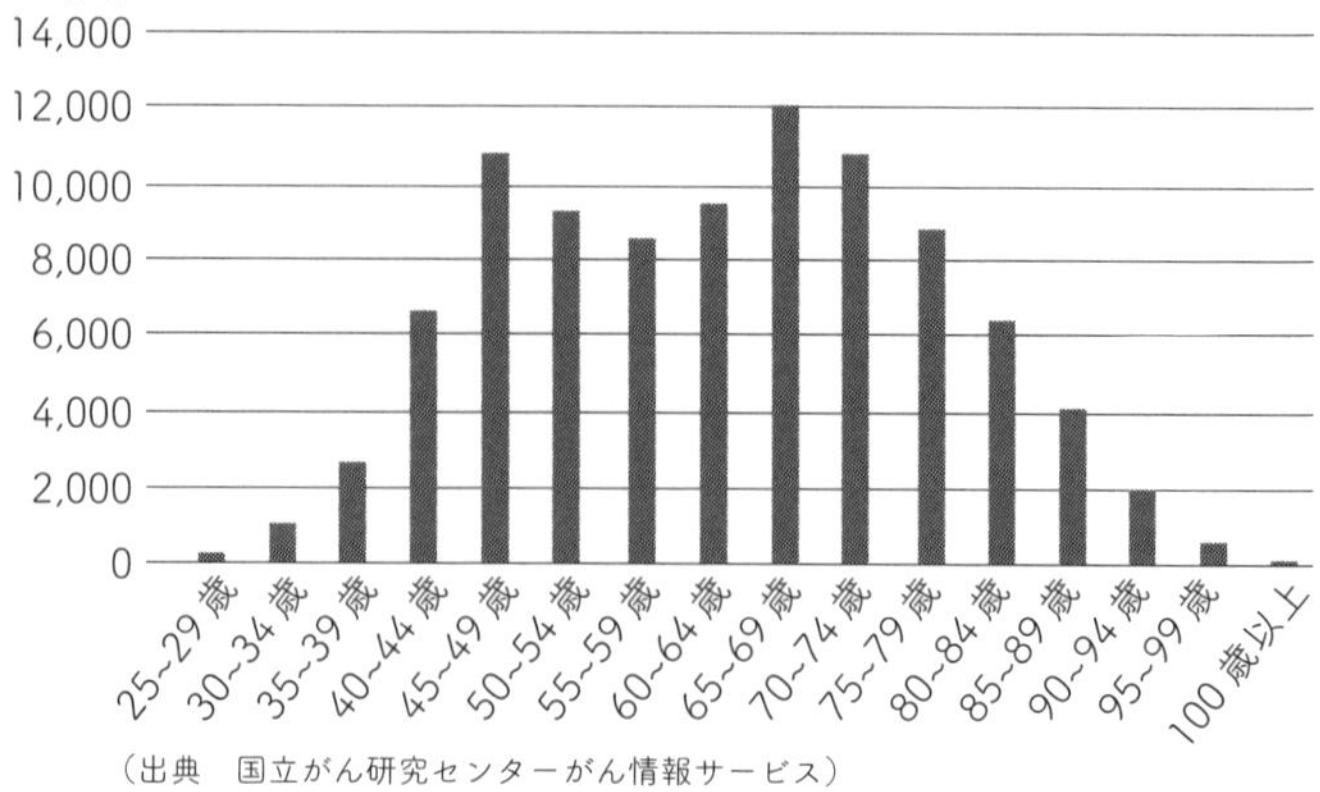

（出典　国立がん研究センターがん情報サービス）

で小さな孔を明け、その上からカッピングすると、どす黒い色をした血がずっと出てきていました。瘀血が皮膚の痒みと黒ずみを引き起こしていたのでした。瀉血をすると、その場所の痒みが少し軽減されていました。手術で取り切れなかった乳汁が腐ったものが少量残り、痒みを誘発していたのかもしれません。

私が日本に本帰国してしまい、その肩甲骨の黒ずみがなくなるまで治療できなかったのが残念でしたが、コツコツと胸のかっさと肩甲骨付近のかっさと瀉血を続けていれば、その黒ずみも痒みも解消されると思います。

当院には乳がん切除の手術を受けたことがある女性が複数いますが、共通点がいくつかあります。

まず、一つ目の共通点は、乳がんが発見されるまでにホルモン治療を受けたことがあるということです。子宮筋腫や子宮内膜症と診断され、ホルモン治療を受けていた人が多いのです。

ホルモン治療が将来乳がんを引き起こすリスクが高い治療だということがおわかりいただけると思います。

低用量ピルを避妊のために服用している女性をたまに見かけます。

低用量ピルは月経困難症の治療にも使用されており、生理痛や月経前症候群（ＰＭＳ）、生理不順の治療としても処方されます。

乳がんの発生リスクを知らないために安易に飲んでいると思われます。あくまでピルは対処療法であり、飲むのを止めたら生理痛・ＰＭＳ・生理不順は再発します。そのうえ乳がんリスクが高まるわけですから、低用量ピルの服用は止めるべきです。

生理痛・ＰＭＳ・生理不順・不正出血など婦人科の症状はすべて、かっさを含めた自己ケアで生活に支障がないレベルにまで安全に改善できます。ピルに頼らなくて良いよう、自己ケアを充実させ、ピル服用による将来の乳がんリスクを高めることを止めてください。乳がんになってもピルを処方した医師は責任を取ってくれません。乳がんは１００％自己責任です。

生理日をずらしたい場合は、中用量ピルが使用されるのが一般的です。こちらも同様に乳がんリスクを高めますので、どうしても生理だと困る場合に限り服用するようにしてください。安易なピルの服用は、後に乳がん発症の後悔となって自分に返ってきます。

乳がん発症の2つ目の共通点として、生理の血がドロドロで塊がたくさん出ていたということが挙げられます。

「気巡れば血巡る」という中医学の考えに則ると、血がドロドロということは、血だけではなく気も流れていなかったということになります。

「気が巡れば体液が巡る」と中医学では考えます。気が流れていないということは、体液の流れが悪いということにもなります。

乳汁も体液の一種ですから、気の巡りが悪いと、乳汁の巡りも悪いということになります。乳汁が動かないと胸に残り、乳汁が残った部位が腐って乳がんを発症するということになります。

気の巡りは肝臓がつかさどりますので、肝臓の経絡を流すことが大事になります。

肝臓の経絡上で胸の下にある期門、足の指の近くにある太衝というツボは特に肝臓を整え、気の巡りを良くするうえで重要です。

また、胸と子宮は衝脈や任脈という子宮から起こる経絡でつながっています。

この胸と子宮を繋ぐ経絡を気と血が流れますので、この二つの経絡の通りを良くしておくと乳汁が子宮に降りやすくなり、乳がんを発症しにくくなります。

足厥陰肝経

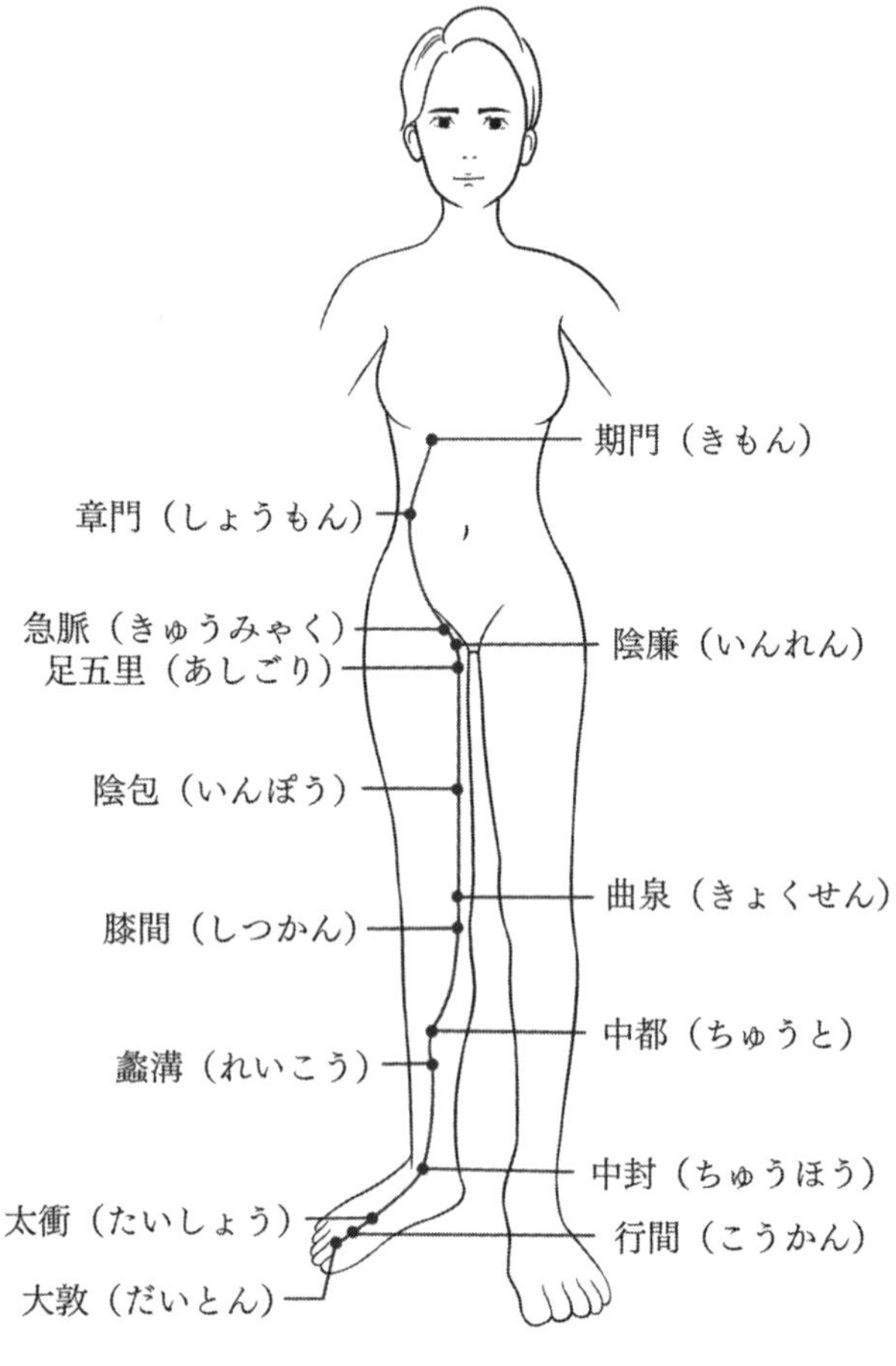
期門（きもん）
章門（しょうもん）
急脈（きゅうみゃく）
陰廉（いんれん）
足五里（あしごり）
陰包（いんぽう）
曲泉（きょくせん）
膝間（しつかん）
中都（ちゅうと）
蠡溝（れいこう）
中封（ちゅうほう）
太衝（たいしょう）
行間（こうかん）
大敦（だいとん）

衝脈

正中線から親指半本外

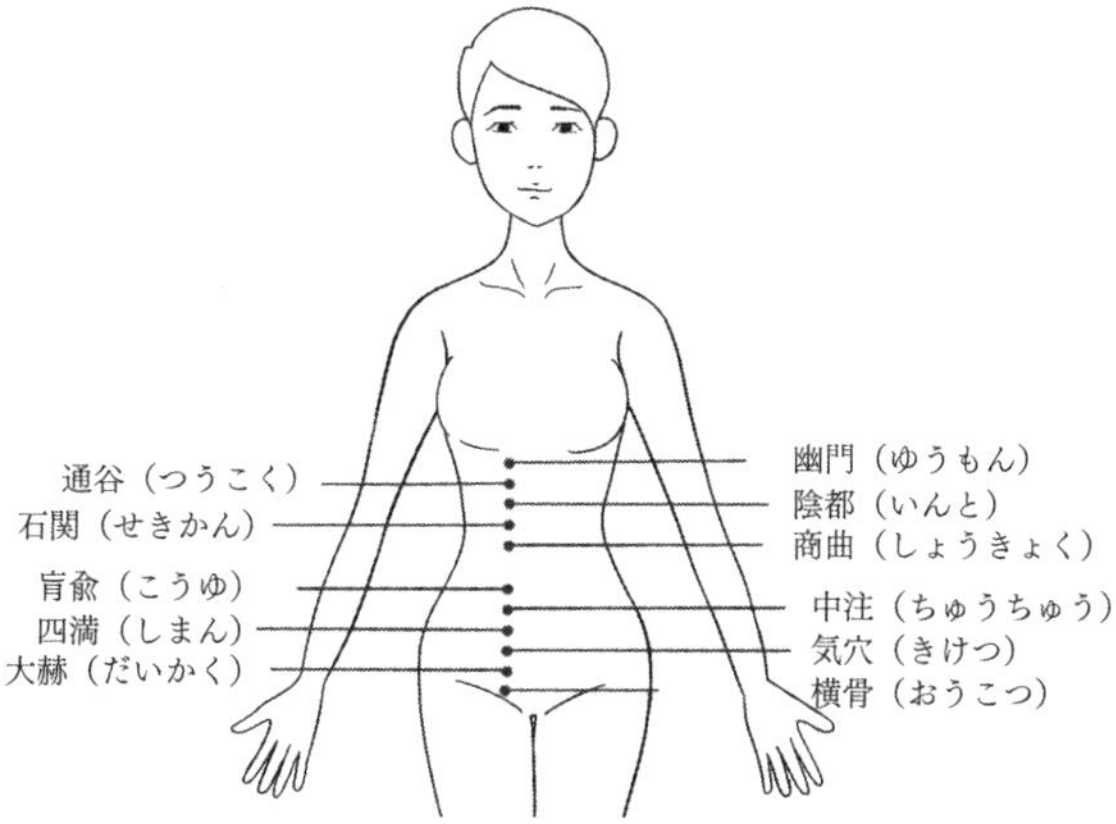

任脈

正中線上

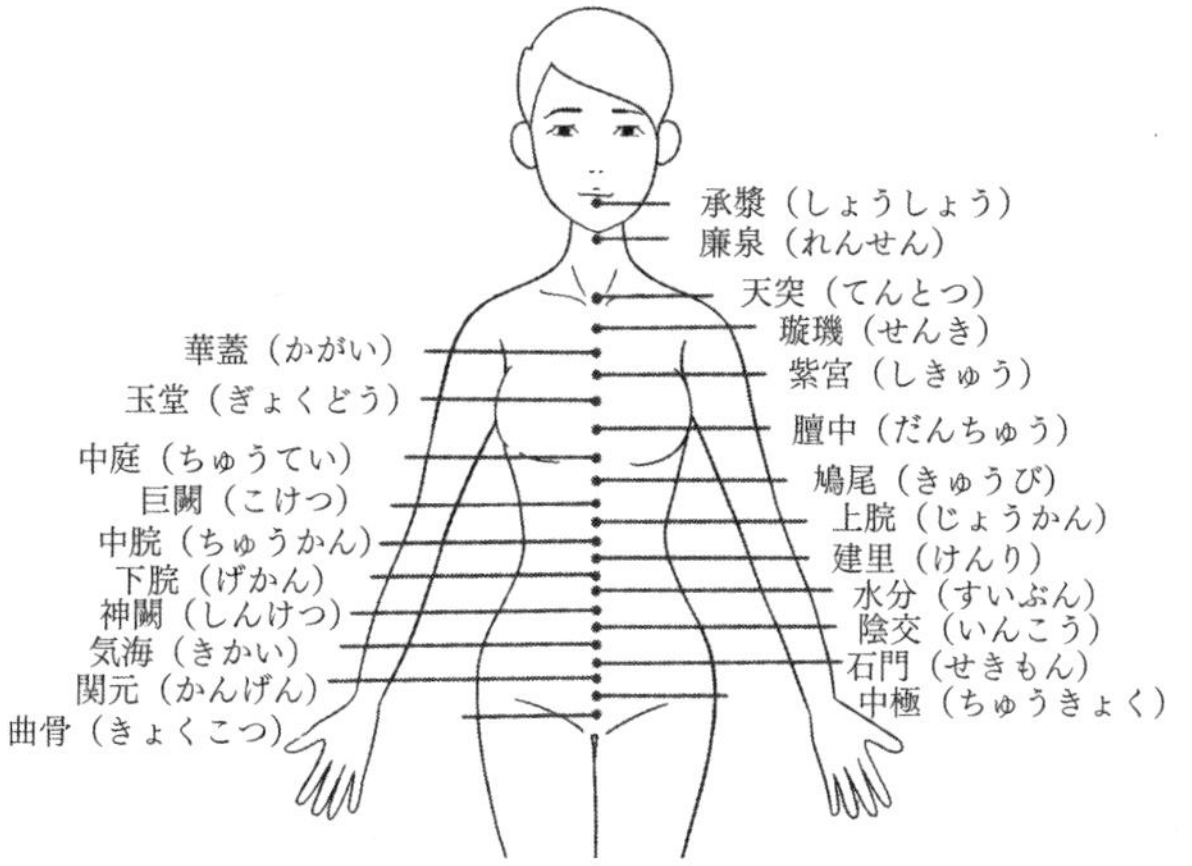

❷味噌汁は乳がん患者の救世主

国立がん研究センターの大豆・イソフラボン摂取と乳がん発生率との関係についての研究で、味噌汁の摂取が多いほど乳がんになりにくいということがわかりました。

図の縦軸は乳がんのなりやすさを示しています。食べる量の一番少ない人を1として、それ以上食べる人が何倍乳がんになりやすいかを示しました。

例えば1日3杯以上味噌汁を飲む人達で乳がんの発生率が0・6倍、つまり40％減少しているということになります。「味噌汁」をたくさん飲めば飲むほど乳がんになりにくい傾向が見られました。

イソフラボンは自然の大豆の中では「糖」と

味噌汁摂取と乳がん発生率との関係

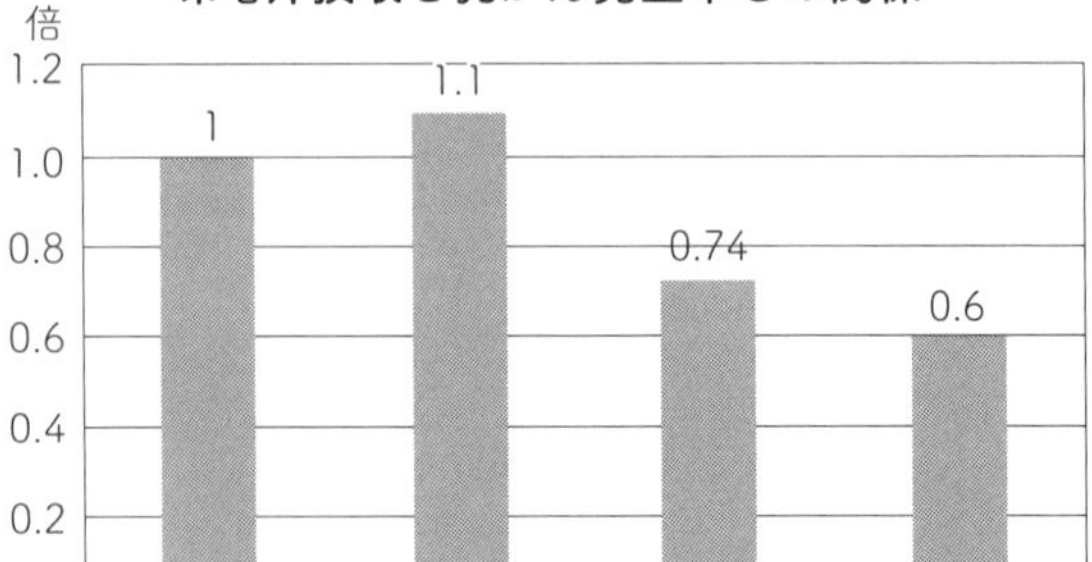

（出典 「大豆・イソフラボン摂取と乳がん発生率との関係について」国立がん研究センター）

結合した形で存在していて、これを「配糖体」と呼びます。「糖」が切り離されたものを「アグリコン」といいます。

アグリコン型イソフラボンを含む大豆食品は味噌と醤油だけです。

糖が結合していると大きすぎて吸収されにくいのですが、味噌や醤油では製造の過程で糖が切り離されアグリコン型イソフラボンが生成され、腸への吸収が良いため、味噌汁が乳がん発生を抑制していると考えられます。

また、大豆には抗エストロゲン作用もあります。

イソフラボンはエストロゲンに似た作用を持っていてエストロゲンの代わりの役割を果たすと考えられるのですが、それとはまるで反対にエストロゲンの働きを弱めるという拮抗作用も持っており、これを抗エストロゲン作用と呼びます。

味噌は抗エストロゲン作用を持つ大豆から作られており、これも味噌汁が乳がん発症率を低下させる作用がある可能性があります。

3 子宮体がん・子宮頸がんの本当の原因と解決方法

❶エストロゲン過剰分泌は子宮がん発生の原因ではない

西洋医学ではエストロゲンの過剰分泌により子宮内膜が厚くなり、子宮体がんが発生すると考えますが、この考え方が正しいとすると、エストロゲンの分泌が最も盛んな20代後半に子宮体がん患者が多いことになります。しかし、実際には55～59歳の子宮体がん患者が最も多いことがグラフからわかり、矛盾があります。

子宮内膜増殖症という子宮の内側にある子宮内膜が必要以上に増殖して異常に分厚くなる前がん病変を経て、子宮体がんが発生することが知られています。子宮内膜の増殖をがん化する前に抑え、正常な厚みに戻せば、子宮がんリスクを軽減することができます。

子宮腺筋症と診断され、子宮体が９㎝に肥大していたIさんは、10回の中医かっさ治療後に病院で子宮体が５㎝以下の正常な大きさに戻っていると診断されました。４か月も止まらなかった出血も、初回かっさ治療４日後に停止しました。

子宮内膜状の組織が子宮筋層内にできるのが子宮腺筋症であり、子宮腺筋症が中医かっさで改善されるということは、中医かっさは、子宮内膜そのものの増殖を抑制することが可能ということです。

乳製品を摂取しない、抗酸化を意識した生活をする、体温を上げる以外にも、子宮内膜を正常な厚みに整え、中医かっさで子宮内膜増殖症の状態を改善することで、子宮体がんを予防することが可能なのです。

子宮体がんの年齢別罹患数（2016～2020年）

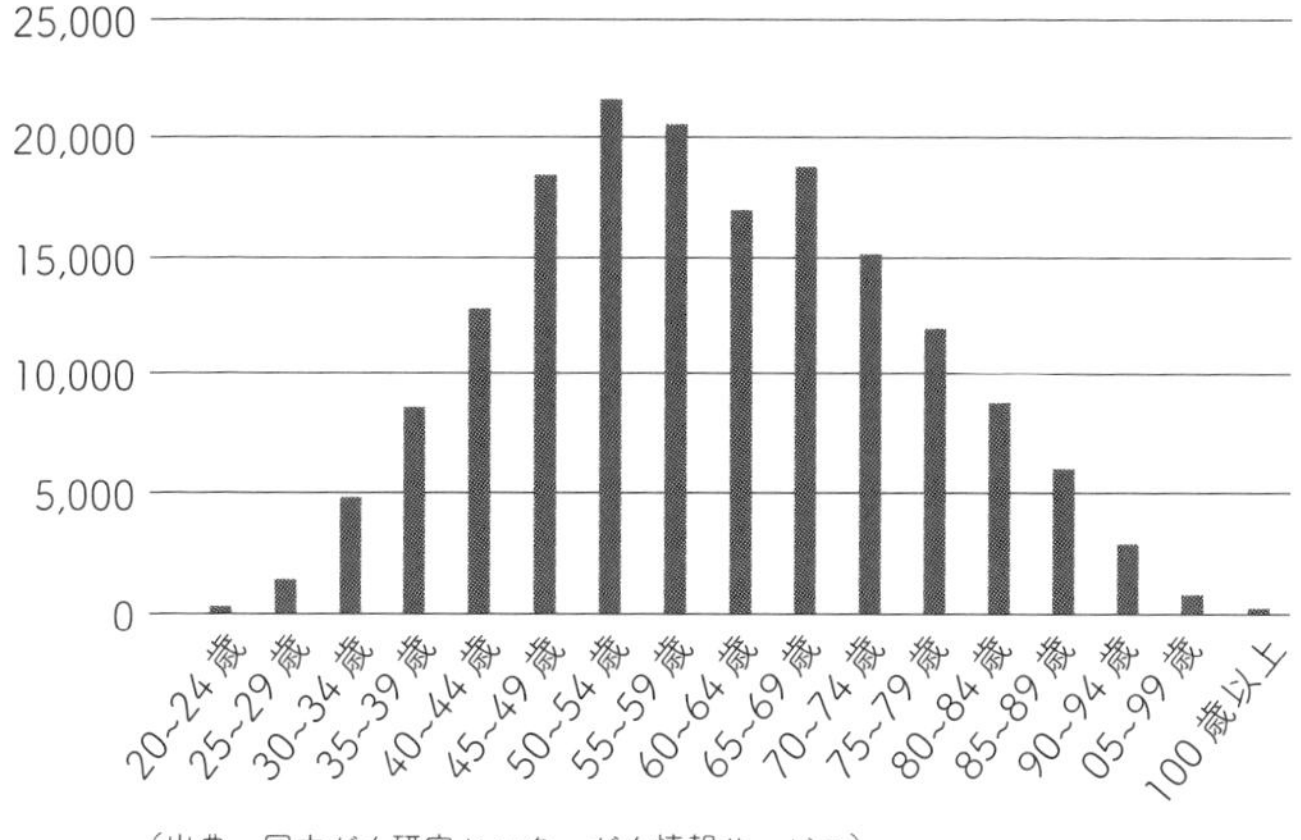

（出典　国立がん研究センターがん情報サービス）

すでにがん化してしまった場合は、中医かっさで患部への血流量を増大させ、がん細胞を死滅に向かわせます。

細胞内でエネルギーを産生するミトコンドリアは、酸素がある状態下では、がん細胞を攻撃するリンパ球（免疫）を作る機能を持っています。酸素が体に入らず酸素が少ない状態ではミトコンドリアが働けず、がん細胞を攻撃することができません。

酸素を血液に乗せてがん細胞やその周辺組織に供給するためには、狙った場所の血流を良くすることが大切です。肝臓の経絡を擦り、肝臓が気を巡らす働きを高めると、「気が巡れば血が巡る」中医学の原理により全身に気血が巡り、酸素供給がなされます。

心臓の経絡を擦り、血流を良くすることも大切です。

また、単純に血を巡らせたい箇所の体表を擦ることでも狙った場所の血流量を増大させることが可能なほか、狙いたい臓器の経絡を擦ることでその臓器に気血が供給され、結果的にその臓器のがん細胞は死滅しやすくなります。

腎と子宮がつながっているため、腎の経絡を擦るほか、下腹部を擦ることで子宮に十分な血と酸素を運び、がん細胞を攻撃することが可能です。

❷中医学的見地からの子宮体がんの発病原因

①腎陰虚

腎陰虚は腎臓の精気不足を招き、体内の陽気を制約することができず、相火偏旺的情況が生まれます。このとき陰虚火旺により膣出血や生理が乱れる可能性があります。

腎陰虚に対し、腎陰を補うサイプレス、ゼラニウム、ローズウッドなどの腎に帰経する涼性のオイルを用い、補法で擦ります。

②脾虚湿困

脾は水液の運化をつかさどり、脾虚の場合、運化機能が失調します。湿邪が内生し、口舌咽喉を侵し、口に粘つきが生じます。

この他、脾虚の場合、正常に水湿を運化することができず、湿邪が下にたまり、おりものが多くなりやすいです。脾虚湿困には健脾祛湿のオイルを使います。

③気血瘀滞

気血瘀滞とは、血液運行の不暢あるいは停滞がある部位に起こり、臓腑組織への正常な栄養と酸素の供給が行われない状態に陥り、病変が発生したものです。

長期の気血瘀滞は経脈が阻害され、子宮の生理機能に影響し、閉経、生理痛などの状況を引き起こします。活血化瘀の治療法やオイルを使います。

④痰湿凝聚

痰湿凝聚とは、体内の水液代謝が失調し、痰濁と湿邪が体内に積聚し、痰湿を形成するものです。

痰湿は気血の正常な運行を阻害し、子宮の栄養が失調し、病理変化が起きます。水分代謝を上げるオイルを使用し、肺、脾臓、腎の水分代謝と関係する経絡のほか、肝臓の経絡を通すことで全身の気と体液が流れるように調整し、病状を改善することが可能です。

⑤衝任不固

衝任不固とは、衝脉と任脉の機能失調を指し、主に遺伝、ストレス、過度な閨房などにより発生します。衝任不固は子宮の生理活動に影響し、子宮内膜増生スピードを過剰に速くしたり、遅くしたりし、子宮脱を起こすこともあります。衝任不固には補気のオイルを用い、衝脈、任脈、脾経の治療を行います。

❸コーヒーが子宮体がんを予防

国立がん研究センターから興味深いデータが発表されました。コーヒーを週2日以下飲むグループの子宮体がんリスクを1とすると、1日1〜2杯、3杯以上飲むグループではそれぞれ、0・61、0・38とリスクが低下したという報告です。

コーヒーに含まれるクロロゲン酸という物質には体の中の炎症を抑え、酸化するのを抑える働きがあります。

❹ヒトパピローマウイルスが子宮頸がんの原因ではない

西洋医学ではヒトパピローマウイルス（HPV）が子宮頸がんの原因といわれていますが、本当にそうなのでしょうか。先住民はがんにかからなかったとわかっています。彼らは我々のように都市部で現代的な生活を送っている人に比べ圧倒的に菌やウイルスにさらされる頻度が高いのです。それなのに先住民ががんにかからないのであれば、ウイルスががんの原因という説は成り立ちません。

「アメリカの製薬会社メルク・アンド・カンパニー社が製造する子宮頸がんワクチン〝ガーダシル〟の開発に深くかかわっているダイアン・ハーパー博士はアメリカの

テレビで「子宮頸がんワクチンによって子宮頸がんは減少しません！」と明言しています。さらにアメリカの食品医薬品局には子宮頸がんを44・6％も増やしているという書類があります。ちなみにその子宮頸がんワクチンは日本人が感染して体に持っているウイルスとは型が違うことがわかっています」（内海聡著『まんがで簡単にわかる！薬に殺される日本人―医者が警告する効果のウソと薬害の真実』）

以下は昭和学士会誌第78号に発表された信州大学医学部附属病院難病診療センター池田修一医師による寄稿の抜粋です。

「２０１３年3月の時点で全国の医療機関から厚生労働省へ副反応ありとして報告された事例は１１９６人、このうち重篤と判断されたのは１０６人であった。この間のワクチン接種回数は８６５万回（推定接種者３２８万人）である。

なお、子宮頸がんワクチンは接種勧奨の中止後、その使用量は急激に減少して、２０１６年11月の時点までの接種回数は８９３万回（推定接種者３３９万人）であったが、副反応の報告は２０２４件に増加し、この中で重篤と判断されたのは６７３件であった。すなわち３・５年間の接種者増加数は11万人であったが、重篤な副反応報告は５６７件に増加した」

２０１３年からの３年半で接種回数はほとんど増えていないのに、副反応や重篤者は急激に増えているということがわかります。

ワクチンの副反応の遅効性があったか、２０１６年頃に接種したロットの副反応が強かったかということになります。

このような状況下でも厚生労働省はＨＰＶ（ヒトパピローマウイルス）ワクチンのキャッチアップ接種と称し、ＨＰＶワクチンを２０２５年３月まで公費で接種させています。

こんなにも重篤者が発生し、子宮頸がん患者数減少に効果がないとワクチンを開発した博士が明言しているものを決して打ってはいけません。

https://www.jstage.jst.go.jp/article/jshowaunivsoc/78/4/78_303/_pdf/-char/en

❺がんの発生と免疫の関係

がんは、体の中の正常な細胞の遺伝子が変化を起こした異常な細胞（がん細胞）の集まりです。私たちの細胞は、日々新しく作られて入れ替わっています。

その中で、がん細胞のようにこれまでとは少し形や性質の違う不良品が作られることも珍しくありません。

実は、私たちの体の中では、1日に数千個ものがん細胞が発生しているといわれています。このとき活躍するのが「免疫」です。

免疫とは、自分にとっての「異物」を見つけて、攻撃し取り除く働きのことです。異物には、細菌やウイルスなどの病原体だけではなく、自分の体の中の異常な細胞であるがん細胞もあてはまります。

この免疫の働きによって、がん細胞の多くは異物と認識され、攻撃・排除されています。

その中で、異物と認識されずに残ってしまったものがどんどん増殖していき、「がん」として発見されるのです。

異常細胞の発生速度が免疫によるがん細胞の除去速度を上回った状態が長く続くと、病院で発がんしたと診断されるわけです。

日常の生活、食事を、異常細胞を発生させにくいものにすること、免疫を高めて発生したがん細胞を素早く排除することが需要です。

つまり、がんを治そうと思ったら、免疫ががん細胞を素早く除去する力を高め、異常細胞を発生させにくい生活を送ることが基本方針となります。

西洋医学のがんの三大療法である放射線療法、化学療法、手術はすべて免疫を低下させるものです。仮に三大療法を行った結果、死なずに済んだとしても、免疫低下によりがんの再発や転移は起きやすくなりますので、将来のがん再発のリスクを高める危険な治療法といえます。

❻加温し、がん細胞を減らす

44〜45℃に加温しても、正常組織は温度上昇が軽度であるのに対し、がん組織は温度上昇して死滅しやすくなるため、加温することでがん組織を小さくすることが可能です。

また、体温を上げていくと、体の中で細胞を修理する特別なタンパク質（ヒートショックプロテイン、ＨＳＰ）がどんどん増加します。

そのタンパク質は白血球の一種（T細胞）が高温で力を発揮できるように協力し、がん細胞をやっつける力を増大させます。

私は中国に12年住んでいましたが、日本人は中国人に比べ体を冷やし過ぎで、がんのリスクが高くなると危惧しています。

中国の飲食店では、夏でも基本的に熱いお茶が出てきます。真冬でも氷水が出てくる日本とは大違いです。

フレッシュフルーツジュースなども中国ではぬるいまま出てきますが、日本では季節を問わず、氷を入れるのが普通になっています。

また、薄着に対して中国人は非常に敏感であり、薄着をさせている子供を見かけると、面識がなくても親に注意する方が多いです。親が子供に薄着させるのはネグレクトや虐待と見なされます。それだけ冷えがおそろしいものだという認識が国民全体に浸透しているのです。

飲食物の温度に気を付け、寒邪の影響を受けないよう服装に注意を払い、日常生活で体を冷やさないということががん予防の基本です。

私は夏でも薄手の綿１００％の腹巻をしています。薄手で伸縮性に富んだものであれば、夏でもアウターに響きません。

さらに、春、秋、冬は2枚重ねにして体を冷やさないようにしています。

冷え予防に意識を向けている女性はがん細胞も増えにくいうえ、生理痛や排卵痛にもなりにくいのです。

そして普段体を冷やさない生活を送ったうえで、さらに体温を上げていくことが必要です。

体温を上げる基本中の基本は、お風呂で浴槽に毎日浸かるということです。シャワーでは体を温めることは難しいです。短時間でもいいので、浴槽に浸かる習慣を身につけたいものです。

私は41℃の風呂に入り、入っている途中も追い焚きを1～2回します。入っていられないほどの風呂の熱さで体を温めるということが大事なのです。

追い焚き機能がない場合、はじめは少量の熱目のお湯に浸かります。浸かりながらお湯が冷めてきたら最高温度のお湯を浴槽に足します。しばらくしてお湯が冷めてきたら、また最高温度のお湯を足します。こうすると追い焚き機能がなくても熱いお風呂に浸かることが可能です。

簡単に体を温めることができるものとして挙げられるのは、使い捨てカイロです。安いですし、痛みがある場所に当てると痛みも取れ、がん細胞も減り、一石二鳥です。私は肩が凝ったら肩に、首が凝ったら首にカイロを貼っています。貼るだけで痛みが取れ、薬のお世話になる必要がなく、本当にありがたい存在です。

また、体を芯から温めるのに効果的なのは、酵素風呂です。

特におすすめなのが、米糠の酵素風呂です。微生物と米糠と水を混ぜて、その中に砂風呂のように浸かり、発酵熱を体に取り入れるのです。芯から温まり、湯冷めしにくいのが特徴です。肌もつるつるぴかぴかになるのが女性にとっては嬉しい限りです。

電気的なもので温めると、体表だけ温まって芯は温まっていないで体温が下がるのが早いのですが、酵素風呂に入った日は一日中ポカポカします。

私の個人的な感想ですが、温泉よりも酵素風呂のほうがさらに湯冷めしにくいと感じます。

兵庫県三田市の米糠酵素風呂屋では、来店する7割の方ががん患者だそうです。以前こちらで酵素風呂を続けることで体温が上がり、がん細胞が体表に押し出されてきた方の写真を見せていただいたことがあります。

体の深部は温度が高く、がん細胞はそこに留まっていては死滅してしまうため、体温が上がってくると、がん組織は体温が低い体表に移動してきます。

乳がんの方の写真はかなりグロテスクで目を背けたくなるようなものでした。大腸がんは目玉親父のようにころっと丸いものが体表に出てきて、可愛らしい外観でした。

酵素風呂に入り続けていくと、体表に押しやられてきたがん組織は段々と小さくなり、かさぶたのように取れてしまうのだそうです。酵素風呂の自然発酵熱の浸透性が大きく、がん細胞を消滅させることができるのでしょう。

電気など人工的に温めるものは熱浸透性が低く、酵素風呂と同じ温度の熱を体表から与えたとしても、がん細胞を減らすのは難しいのです。

❼衣類でマイナスに帯電させる

人の皮膚よりマイナスに帯電しやすい天然繊維は麻と竹です。麻繊維や竹繊維の着用は体を還元し、がん細胞を少なくすることになります。わざわざ何かを生活にプラスするというものは継続するのが難しいですが、いつも着ている衣料を麻繊維や竹繊維からできたものに取り換えるというのは誰にでもできます。継続の努力も不要ですね。

❽経皮毒を極力避ける

健康な成人の血液の酸化還元電位は、マイナス52mVほどです。プラスに帯電するとがんなどの病にかかりやすくなります。血液の酸化還元電位を上げ、プラスに帯電させるものとして洗剤、シャンプー類が挙げられます。

経皮吸収した化学物質は体液や血液を通して全身に巡ります。特に病に侵された部位にこれらの化学物質が辿り着くと、病の部位をさらにプラスに帯電させることになり、がん細胞が大きくなったり、子宮筋腫が大きくなったりする原因になるのです。

特に、シャンプー、トリートメント、整髪剤、食器洗剤、衣類洗剤、衣類柔軟剤の経皮毒は直接肌に触れるものであり、注意が必要です。

最近は羊水からシャンプーの臭いがしたなどという話も耳にします。化学製品が体に蓄積されていることがよくわかるエピソードです。

私は、シャンプーは使わず、いわゆる「湯シャン」をしています。シャンプーを使っていたときは乾燥がひどく、洗ったそばからフケが落ちるような状態でしたが、今は週に2回湯で3分ほど洗い流すだけで、トリートメントはせず、風呂上がりにココナッツオイルを髪や頭皮に塗布するだけです。

洗剤代わりに無患子《むくろじ》という植物の粉やマグネシウムの粒を使い、合成界面活性剤を極力使わない生活をしています。

化粧水は腐植土抽出液にマグネシウム、ミネラルを26％以上含む天然塩、トルマリンの粉を混ぜたものを使用し、乳液の代わりにココナッツオイルかアマニ油、クリームの代わりにシアバターを使用し、顔に化学的なものを極力塗らない生活を送っています。

化粧も普段はしませんし、趣味のシュノーケリング時以外は日焼け止めも塗りません。日焼けしそうな日は外出前、外出中、外出後も頻繁にイランイラン、ネロリ（オレンジの花）、バラ、フランキンセンス、サンダルウッド、ジュニパーなど肌の修復作用があるエッセンシャルオイルをココナッツオイルやシアバターに混ぜたものを塗ります。

自分では同級生より皺が少ないと思っていて、患者達が「先生肌が艶々ですね！」と言ってくれるのはおべっかを使っているのではないと信じています（笑）。

化学的なものの使用をやめることで、肌の老化のスピードを緩慢にできるのです。シャンプーを止めたらフケが止まったように、化学的なものは皮膚や他の組織を傷めます。化学的なものを使わない生活を習慣化すると、皮膚や他の組織が元気になり、老化しにくくなるのです。

湯シャンは良いものではありますが、シャンプー剤の長期使用で常在菌が死滅し、頭皮の細菌叢は最悪になっていますので、シャンプーから湯シャンに切り替える期間中、一時的に頭が痒くなることがあります。

私は湯シャンに切り替えるぞ！と意気込んでシャンプー使用をやめたのではなく、自然に湯シャンに移行できたのですが、それはヘナ染めをしたからです。

ヘナ染めをした後数日はシャンプー剤の使用はしないほうがよいので、その期間は湯シャンだけにしていました。

しばらく経って湯シャンだけで全然頭が痒くならないことに気づき、ヘナ染めを始めた数年前からシャンプー剤を使用していません。

白髪がない方は透明なヘナがありますので、それでヘアパックをすると肌が清浄に保たれ、楽に湯シャンに移行できるので、透明ヘナがおすすめです。

髪を増やしたい方は、パーマを止め、ヘナ染めを頻繁にするとよいでしょう。

当院の70代の患者、Tさんもパーマを止め、ヘナ染めを自分で頻繁にやるようになってから髪が太くなり、ふわっとボリューミーになりました。

旦那様が後姿を見て「髪が可愛らしいな」と褒めてくれたそうです。艶があってふわっとボリュームがある髪は、パートナーにも魅力的に見えたようです。

生活で使うものを化学的なものから、天然のものに変える。それだけで抗酸化し、老化や子宮筋腫やがんなどの病を防ぐことになるのです。

⑨IH調理器・電子レンジなどの電磁調理器は発がん性を高める

ケイ・ミズモリ著の『超不都合な科学的真実』という本で、電磁調理した食品の危険性が詳述されています。

1991年に米国で、ある女性が腰の手術で輸血を受け、死亡する事件がありました。

結論から言うと、原因は看護師が輸血用の血液を電子レンジで温めたことにありました。輸血用血液は事前に温められるのが普通ですが、通常は電子レンジが使用されることはありません。

電子レンジで温められた血液が変性し、異物が大量に血中に入った結果、患者を死に至らしめたと考えられます。

スイスのバーゼルに住むハンス・ハーツェル氏は、スイスの大手加工品会社に勤めていた科学者でした。

彼は電子レンジによって食品がどのように変化し、人体に影響を与えるかについて研究した第一人者でした。

ハーツェル氏の実験により、以下のことがわかりました。
○電子レンジを利用したサンプルを食べた被験者の赤血球やヘモグロビン、ヘマトクリットはかなり減少しており、貧血を起こしやすい状態になっていた。
○電子レンジで調理された野菜を食べた被験者の白血球は明らかに増加傾向を示していた。
白血球は血液成分の一つで体への異物の侵入に対し体を守る働きを有しています。細菌等の異物が体に侵入すると白血球数が増加し、異物を細胞内に取り込み無害化します。つまり、電磁調理したものを食べると白血球数が増えるというのは、電磁調理したものが変性し、体にとって異物とみなされているということになります。
○電子レンジで調理された野菜を食べた直後に急速にコレステロールの増加を認めた。
実験に使われたほとんどの食べ物にはコレステロールが含まれていないにも関わらず、電子レンジで調理された野菜を食べたことでコレステロールが増加したことから、コレステロールの増加には電磁調理による食物の変性が関わっていると考えられます。

電子レンジの人体への影響に関する研究として、ベラルーシのクリンスクにある無線技術研究所の研究結果は以下の通りです。

①電子レンジで調理された肉は、発がん性物質で有名なd－ニトロソジサノラミン(d-Nitorosodiethanolamine)を生み出した。

②電子レンジで牛乳と穀物を調理すると、発がん性を持ったある種のアミノ酸が作り出された。

③マイクロ波の放射は、グルコシドとガラクトシド(解凍された際の冷凍果物の成分)の分解作用においても変化を引き起こした。

④生のものや調理済み、あるいは冷凍野菜がわずかな時間さらされるだけで、マイクロ波が植物塩基(アルカロイド)の分解作用を変えてしまった。

⑤生の根菜などに含まれる特定の微量ミネラルの分子構造内で、発がん性の遊離基が形成された。

⑥電子レンジで調理された食物の摂取により、血液中により多くの発がん性細胞が生み出された。

⑦電子レンジによる食物成分中の化学的変質が理由で、がんの成長に対抗するべき自らの免疫システムが衰え、リンパ系で機能障害を起こした。

⑧電子レンジで調理された食物の不安定な分解代謝は、基本的な食物成分を変性させ、消化器系の障害をもたらした。

⑨電子レンジで調理された食物を摂取する人は、統計的に高い胃がん・腸がんの発生率を示し、さらに消化・排泄機能がゆるやかに低下して、末梢細胞組織が破壊されていく傾向がみられた。

⑩マイクロ波の放射は、次のように食物の栄養価を著しく落とした。

- ビタミンB群、ビタミンC、ビタミンE、必須ミネラル、高脂肪性栄養物の生物学的利用性の減少。
- 肉に含まれる核タンパク質の栄養価の破壊。
- アルカロイド、ガラクトシド、ニトリロシド（フルーツと野菜に含まれる植物成分）の代謝の低下。
- すべての食物において、構造的破壊の加速が顕著に見られた。

電磁調理による食品の変性も問題ですが、ＩＨや電子レンジでの調理時に電磁波被曝しますので、自分で電磁調理をすると食べ物の変性と電磁波被曝の二重に影響を受けます。特にＩＨ調理器具は囲いがないため、直接被曝する電磁波の影響が電子レンジよりさらに大きいといわれています。

電磁波の被曝とがんの相関性についての研究論文は膨大にあり、あきらかに発がんリスクが高まります。

１９８２年の１年だけでも以下のことが報告されています。

- アメリカのワルトマーによると、電磁波被曝労働者にはがんが多い。女性は乳がんが増加。
- イギリスのミルハム博士によると、電磁波被曝労働者の調査結果で、がんと電磁波に相関あり。急性骨髄性白血病で１・６３倍の発症。
- アメリカのアルドリッチ博士がフロリダ州ジャクソンビルの高電磁波の地域で少女に内胚葉とう脳腫が増えているのは電磁波のせいではないかと報告。
- アメリカのライト博士が電磁波被曝労働者の急性骨髄性白血病が２・０７倍に増大と報告。

4 更年期障害の中医学的治療

❶西洋医学のホルモン療法の問題点

西洋医学における、更年期症状の一般的な治療法に、ホルモン補充療法（ＨＲＴ）や低用量ピルが挙げられます。これは減少した女性ホルモンを補充する治療法です。閉経前の更年期の不調には、低用量ピルの飲み薬を処方するのが一般的です。

医学新聞メディカルトリビューン１９９８年１月15日号に「ベラル博士が長期間のホルモン補充療法により閉経後の女性の乳がんの危険性が増大することが明らかになったと発表した」という記事が掲載されました。

また、２００２年にアメリカ人女性に施行された、ホルモン補充療法（以下ＨＲＴ）に関する中間報告で、乳がんや静脈血栓症のリスクの増加によりＨＲＴの有用性を批判する意見が挙がりました。

アメリカではＨＲＴは危険な治療法としてすでに使われなくなってきているのです。

しかし、製薬会社は日本でホルモン補充療法のプロパガンダを行い、日本では未だにＨＲＴが主流の治療法となっています。ホルモン補充療法に使われる薬剤もワクチン、農薬、添加物と同じで、危険視されてアメリカで売れなくなったものを日本に持ってきて売っているのです。

当院に乳がんの手術後に来院する患者さんに共通しているのが、若いときに病院でホルモン治療を受けていたということです。

人工的にホルモンを補充すると、一時的に症状は抑えられるかもしれませんが、後年になって発がんするおそれがあるということが、患者さんを診ていてわかります。

若年期に限らず、更年期のホルモン補充も乳がんリスクが高いといえます。

工業的に合成されたエストロゲンの摂取は、がんを促進します。

ホルモン剤に限ったことではありませんが、天然のものをそのまま取り入れると害がないものでも、精製したり、化学合成したりすると、体に害を及ぼすものが多いのです。

食品でも砂糖、米、小麦、塩等も同様の傾向にあります。本来は害がないものや少ないものでも、精製することで危険なものに変わってしまうのです。

食品ですら精製すると体に害を及ぼすものに変わってしまうのですから、ホルモンなど化学合成したものを体に取り入れることで内分泌が錯乱されることによる影響ははかりしれません。安易に工業合成されたホルモン剤を摂取しないことが大切です。

❷天然の食品で子宮筋腫を小さくする

天然の食品でホルモン様物質を含んでいたり、ホルモン様物質を含んでいなくともホルモン調整作用を持っている食品はたくさんあります。

女性ホルモンの調整作用があるといわれている大豆やその製品、棗《なつめ》、ザクロなどを摂るアジア女性は、欧米の女性に比べ更年期障害を発症しにくいといわれています。

病院で女性ホルモンが年齢のわりに多いために子宮筋腫になり、出血過多になっているといわれ、棗やザクロなどホルモン調整効果がある食品を摂るのに抵抗を示す中年女性が当院でも見られますが、それは完全な誤りです。

中医かっさ治療を受けている患者さんから「病院で検査したら○センチ子宮筋腫が小さくなっていました！」という報告を受けることがよくあります。

「女性ホルモンの値はどうでしたか？」と聞くと、「前回と変わっていませんでした」と言われることがほとんどで、女性ホルモン値はそう簡単に増大したり減少したりするものではないのです。

女性ホルモンが働いて筋腫が大きくなるのであれば、女性ホルモン値が変わらずに子宮筋腫が小さくなったという現象は起こり得ないはずです。その理論が正しいとすると、子宮筋腫が小さくなったときは女性ホルモンの値が減少していないとおかしいのに、実際はほとんどの場合において女性ホルモン値は変わらずに、子宮筋腫が小さくなっているのです。

女性ホルモンが多いことが、子宮筋腫がどんどん大きくなることの原因という説は、中医かっさを受けた女性の女性ホルモン値が不変で、子宮筋腫が小さくなるという現象と矛盾しています。

したがって、年々微減していく女性ホルモンを植物性エストロゲン物質で補うことは子宮筋腫を大きくする原因にはなりません。むしろ、当院では棗、ザクロなどを患者さんに積極的に摂っていただき、筋腫を小さくしています。

大豆の植物エストロゲン摂取が閉経期の女性の血管運動に良い影響を与え、内分泌由来のがんと冠静脈粥状硬化症のリスク軽減に効果的であるという研究結果がありま す。また、植物エストロゲンを豊富に含む食品を摂取している閉経期の女性に血管運動の不安定症状減少が見られるというデータもあります。

①大豆

大豆には大豆イソフラボンというポリフェノールが含まれます。

この大豆イソフラボンが女性ホルモン「エストロゲン」と似た化学構造と働きをすることがわかり、脚光を浴びています。

大豆の胚軸（生長すると芽になるところ）部分に多く含まれる抗酸化物質の一種で、細胞にダメージを与える「活性酸素」の働きを抑えてくれる優れものです。

②棗

ホットフラッシュの改善に非常に効果的です。精神、睡眠、貧血改善にも有効で、正に女性の味方の食品といえます。

プルーンは鉄分が豊富な食品としてよく知られており、ドライプルーンは100g当たり1・0㎎の鉄分を含有しています。

一方で、大棗（乾燥なつめ）100g当たりの鉄分含有量は1・5㎎と、ドライプルーンの約1・5倍の鉄を含んでいます。

また、棗は妊活に必須で新陳代謝のビタミンといわれる「葉酸」を豊富に含みます。葉酸は細胞の分裂や成長に欠かせない働きを担い、DNAの核酸やタンパク質を合成し、成長を促進させる働きがあります。細胞分裂して急速に成長する胎児に欠くことのできない栄養素です。

私は中国で妊娠期間を送りましたが、病院で葉酸の錠剤を処方され、服用していました。棗を食べていればこの葉酸の錠剤は摂取しなくても良かったのです。妊娠前にも棗を食べておけばなお良いですね。妊娠当時、女性の体を調整する棗のパワーを知っていたら…と残念でなりません。私がもし今妊娠期を過ごすのであれば、錠剤ではなく、天然の食品から葉酸を摂取します。

亜鉛は様々な酵素にも含まれており、タンパク質を合成する働きがあり、遺伝子発現にも関係しています。ものすごいスピードで細胞分裂して成長する新生児にとっては、母親が妊娠期や授乳期に食品から摂取する亜鉛はとても重要です。

ドライプルーン１００ｇ当たり０・５㎎の亜鉛を含むのに対し、大棗（乾燥なつめ）は１００ｇ当たり０・８㎎の亜鉛を含有しています。

③ザクロ

ザクロは止血効果が高く、月経過長や月経過多の患者さんに飲んでいただくと、かなり出血が改善されるのを実感しています。クエン酸を含み酸味が強いため、気の巡りを改善するのにも効果的です。皮膚が失った水分を補充する働きがあり、明るく潤いがある肌に整える効果があります。

ザクロの種は消化促進作用があります。ザクロには各種有機酸が含まれ、特に葉酸は吸収促進効果があり、貧血に有効です。

棗と並んで、葉酸補充のために妊婦さんが積極的に摂りたい食品です。

ザクロエキスに含まれるプニカリン、プニカラジンというポリフェノール成分が、サーチュイン遺伝子（長寿遺伝子）の増強効果を示すことが明らかになっています。

また、これらの成分を作用させた細胞中のサーチュイン遺伝子の量が増えていることも確認されています。

このほか、ザクロにはエラグ酸やプニカラギン、プニカリンなど複数のサーチュイン遺伝子発現誘導成分が多く含まれています。サーチュイン遺伝子は空腹時に活性化しますので、空腹を確認してから食事を摂ることで長寿になりやすいのです。

ザクロエキスは、タンパク質とブドウ糖による糖化反応の結果作られる最終糖化産物（ＡＧＥｓ）の生成を強力に抑制します。

エラジタンニンという種類のポリフェノールがいくつも連なった成分（ポメグラニインＡ、ポメグラニインＢ）の抗糖化活性も強いことがわかりました。ザクロの果実を真っ赤にする色素で、ポリフェノールのアントシアニンやタンニン、オレイン酸やリノール酸などの脂肪酸、クエン酸などを含むスーパーフードです。

また、ザクロ酢もよく売られていますが、酢のほうが圧倒的に安価なため、ザクロ酢に含まれるザクロはかなり少ないと思ったほうがよいでしょう。

私は１００％のザクロ果汁を飲んでいます。

２０１９年東京家政学院大学紀要第59号に「薬膳で使用する健康食材の抗酸化力およびポリフェノール量」が発表されており、枸杞、桑、陳皮、山査子、棗の抗酸化力、活性酸素除去能が高く、ポリフェノール量も多いことがわかります。

食材中の総ポリフェノール量

	熱水抽出 (μg/ml)	80% エタノール (μg/ml)
クコ	326	498
クワ	117	122
チンピ	458	425
サンザシ	440	462
ナツメ	461	972

各食材の総ポリフェノール量は抽出による有意差あり
（2元配置分散分析による p < 0.001）

食材中の銅の抗酸化キットに対する抗酸化力

	銅の抗酸化力 (μmol/L)	SD
クコ	868	0.033
クワ	1819	0.089
チンピ	2718	0.010
サンザシ	4728	0.016
ナツメ	692	0.021

SD: 標準偏差 (n=2)

食材の DPPH 法による活性酸素消去能

	水抽出（TEmmol/g）	SD	熱水抽出（TEmmol/g）	SD	80% エタノール抽出（TEmmol/g）	SD
クコ	460	0.006	484	0.006	482	0.015
クワ	393	0.011	554	0.011	474	0.003
チンピ	519	0.015	445	0.015	499	0.013
サンザシ	465	0.005	214	0.005	399	0.009
ナツメ	539	0.009	515	0.009	461	0.002

各抽出の違いによる、活性酸素消去能には有意差はなかった（2元配置分散分析）。
熱水抽出ではサンザシが有意に低値であった（p < 0.01）。
80%エタノール抽出ではサンザシが有意に低値であった（p < 0.01）SD: 標準偏差 (n=3)。

出典　「薬膳で使用する健康食材の抗酸化力およびポリフェノール量」東京家政学院大学紀要第 59 号）

❸骨粗鬆症の予防と治療

中医学では、骨の形成には腎臓が関わると考えます。腎機能を上げるため、腎の経絡を通します。黒ゴマ、黒米、ひじき、黒豆など黒い食べ物も腎機能を高めます。

エッセンシャルオイルの中医学的特性をまとめた本が、有藤文香著の『はじめての中医アロマセラピー』です。私は辞書的にこの本を参照し、かっさ講座生にもこの本をおすすめしています。性質、帰経がぱっとわかるので、とても使いやすいです。腎に帰経するエッセンシャルオイルを使用すると、腎機能が上がり、骨を強くします。

前述した通り、基本となるのは牛乳や乳製品を摂らないということです。カルシウムパラドックスにより骨粗鬆症を引き起こします。

ビタミンDは、腸管からのカルシウムの吸収を促進し、血液に入ったカルシウムを骨まで運ぶ働きがあります。腸管からのカルシウム吸収をサポートします。

日光を浴びることで私たちの体の中でもビタミンを作り出すことができます。このため、ビタミンDは別名「サンシャインビタミン」とも呼ばれます。食事や日光から得たビタミンDは、肝臓や腎臓で代謝され、活性型ビタミンDへと変化することで、その効果を発揮します。

したがって、中医かっさで腎臓だけでなく肝臓も整えると、骨の強化に効果的です。ビタミンＤが豊富な食品は、以下の通りです。

魚介類

- さんま（生：16.0μg、焼き：13.0μg）
- かれい（生：13.0μg、焼き：18.0μg）
- さけ（生：32.0μg、焼き：39.0μg）
- ぶり（生：8.0μg、焼き：5.4μg）
- まぐろ（めばち・赤身：3.6μg）
- しらす干し（半乾燥：61.0μg、微乾燥：12.0μg）
- いわし丸干し（まいわし：50.0μg、うるめいわし：8.0μg）

きのこ類

- 干ししいたけ（17.0μg）
- きくらげ（乾燥：85.0μg、ゆで：8.8μg）

その他の食材

- 卵（3.8μg）
- さつまあげ（1.0μg）

（出典　文部科学省「食品成分データベース」）

私が骨粗鬆症予防とソマチッド摂取を目的に、毎日摂っている健康食品が風化貝粉末です。ソマチッドはケイ素素粒子を含み、マイナスイオンを発します。マイナスイオンにより各細胞が活性化され、免疫が高まります。

北海道の八雲地方では約２０００万年～１５００万年前の地層からカミオニシキガイが採掘されています。通常死んだ貝の殻から海水中にソマチッドが出ていってしまうので、貝殻にソマチッドはほとんど含まれていませんが、八雲地方では急に土地が隆起したことで貝からソマチッドが海水に逃げ出す暇がなく、貝殻にソマチッドが閉じ込められてしまったのです。

牛乳などカルシウムイオンの形でカルシウムを摂ると、骨に到達する前に血管や筋肉にカルシウムが沈着してしまいます。造影検査で骨以外の筋肉部分が白く映っている場合、筋肉へのカルシウムの沈着があるということです。

子宮筋腫もカルシウム沈着により石灰化する場合があります。血管に沈着すると血管の石灰化が進行し、血管が伸び縮みしにくくなって、血流低下によるダメージを受けやすくなります。

風化貝粉末は牛乳と違ってカルシウムがイオン化されていません。食物中のカルシウムは胃酸によって溶解し、カルシウムイオンとなって腸に送られ、腸管から吸収されます。腸管から吸収するというゆっくりとしたプロセスを経ていることにより、急激に血中のカルシウム濃度が上がることはなく、カルシウム沈着も起こりにくいのです。

風化貝パウダーを数年飲んでいる人は筋肉へのカルシウム沈着が起きず、造影検査で筋肉は白く映りません。骨の輪郭も綺麗ではっきりしたものです。

また、肩関節にカルシウムが沈着して痛みを引き起こす石灰沈着性腱炎も風化貝粉末の摂取で見事に石灰質の沈着がなくなり、痛みもなくなります。

子宮筋腫が石灰化してカチカチに固まる症状も同様に石灰化が解消され、柔らかくなると考えられます。

また、非常に面白いのが、風化貝パウダーを長年摂っているとストレートネックや椎間狭窄など骨格異常が治ってしまうということです。これはソマチッドの働きによるものと考えられます。普通の貝殻を粉末にしたものでは骨格異常が治ったという事例は聞いたことがありませんが、風化貝粉末を摂取した場合にのみ、この現象が起きます。

福島賢人著『新・カルシウム革命—風化貝化石ヒト臨床からみる骨力で攻めの養生』に掲載されている古代貝カルシウムを数年摂取した患者の造影検査写真を見ると、骨格が正しい位置に戻り、骨密度が上がったことで骨が白く映るようになり、周辺筋肉のカルシウム沈着が減り、白っぽかった筋肉が黒く映るようになった変化が多数の患者に起きていることがわかります。

普通の貝パウダーと古代貝パウダーとの一番大きな違いはソマチッドの含有量ですから、ソマチッドの働きにより骨格が正常に戻ったと推察されます。

20年以上ソマチッド研究に従事している東學工学博士が「不健康になると、ソマチッドに異常が見られるほか、がん細胞の中にソマチッドが集中するのです。そしてこのがん細胞に情報を与え、正常細胞に戻すのです」と述べていますが、ソマチッドががん細胞に限らず骨組織にも情報を与え、骨格を正常化していると考えられます。

私はこの古代貝パウダーを飲用する以外に、化粧水に混ぜて使っています。

化粧水の酸化還元電位が下がり、皮膚の酸化を防ぐのではないかと推察し、古代貝パウダーを化粧水に混ぜています。

第6章

中医かっさを用いた奇跡の治療事例

1 気象病・天気痛を解消し、雨降り前でも頭痛知らず

近年頑固な頭痛に悩まされる方が多いようです。雨降り前や台風前に、特にこめかみや目の奥がズキズキとする頭痛は偏頭痛で、これは肝臓や胆嚢と関係があり、痛みがある箇所を押したり揉んだりするだけでは痛みが取れません。

当院にもたくさん頭痛の患者さんが来院しますが、その中でも特に印象的なOさんの症例をご紹介します。

4年前ほどから更年期障害が始まり、気圧の変化での頭痛が顕著になりました。1年前には気象病と診断され、耳鼻科で漢方を処方されていました。台風の季節は半月ほど頭痛に悩まされるという、重症の頭痛患者さんです。

初回治療当日、翌日とも頭痛が軽減されました。

２回目の治療後は頭痛が発生しても薬を飲まずに過ごせるようになりました。それまでは頭痛時に下を向くと目や頭がガンガンしたのですが、その症状が雨降り前でも出なくなり、３回目の治療後は偏頭痛がほとんど気にならなくなりました。

以前は突発的な頭痛でしょっちゅう職場をお休みしていたのですが、当院に来てからは１回も休んでいないそうです。数度の治療でほとんど頭痛がなくなり、現在はほとんど頭痛がなく、出ても以前のように寝込むことは皆無になりました。この変化にご主人が一番びっくりしているそうです。

こめかみや目の痛みは、肝臓と胆嚢の経絡を整えることで解消されます。ズキズキするのは気がそこに留まり、神経を圧迫しているためです。胸のかっさをすると滞積した気が流れ、神経の圧迫がなくなるため、こめかみや目頭、目の奥がズキズキしなくなります。太衝（１４４ページ参照）を押したり、置き鍼のシールを貼ったりすると気の流れが良くなります。目の奥が痛い場合は、眉頭を電動のヘッドマッサージ器やシリコン製のシャンプー用ブラシでマッサージすると痛みが取れます。また、後頭部にソフトボールを置いても痛みが和らぎます。

2 聴覚を失うかもしれない突発性難聴の恐怖からの解放

２０２４年は太陽フレアの当たり年です。フレアはめまい、頭痛、耳詰まり、耳鳴りを引き起こします。２０２４年、２０２５年はフレアが多発すると予報されており、今後も突発性難聴の患者さんは増えると考えられます。

突発性難聴は、ある日気づいたら突然耳詰まり、自分の声が耳で響く、耳鳴り、難聴が引き起こされる症状です。

何度も繰り返すと、病名が「メニエール」に変わります。

突発性難聴・メニエールともに、通常病院ではステロイド・ビタミン剤・循環改善薬が処方されます。ステロイドが効いて１週間ほどで治る場合はいいのですが、１週間を過ぎてもステロイドの効果がない場合、その後治癒せず、一生不快な耳の症状と付き合うことになる方が多いです。

当院では腎の中医かっさ治療と頭部、頸部、腰部、腹部の整体を組み合わせ、治療を行っています。現在までのところ、発症から5か月以内に来院され、ツボシールやお灸の自己ケアを並行して行い、耳の症状が改善しなかった方は一人もいません。

初回治療が早ければ早いほど少ない回数で治ります。遅れれば遅れるほど、耳の改善が感じられるまでの治療回数が多くなります。

発症から2週間以内に初回治療を行った場合、早い方では初回治療の帰り道に耳通りが良くなり、遅い方でも3回目までには耳の改善を実感できます。発症から1か月半を過ぎての初回治療は治癒しない率が上がります。

冷えを取るため、治るまでの間は耳、臍、腰部へのお灸、腹巻、カイロが必須です。聴宮、聴会、翳風に置き鍼をするのも効果的です。

耳の調子が悪い方は冷えている場合が多いため、食べ物、飲み物ともに冷たいものは避ける必要があります。黒いものを食べると腎を補い、治りが早くなります。腎の温冷に応じ、エッセンシャルオイルを選定してください。

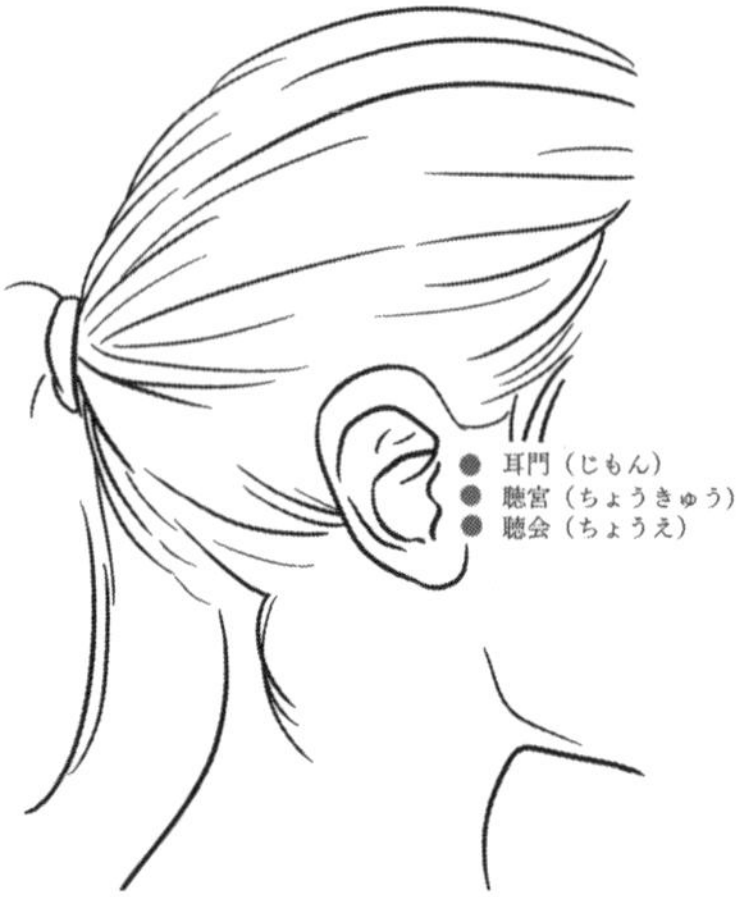

聴宮　耳の前にある三角形の突起物の前にあり、口を開けるとくぼむ部分。

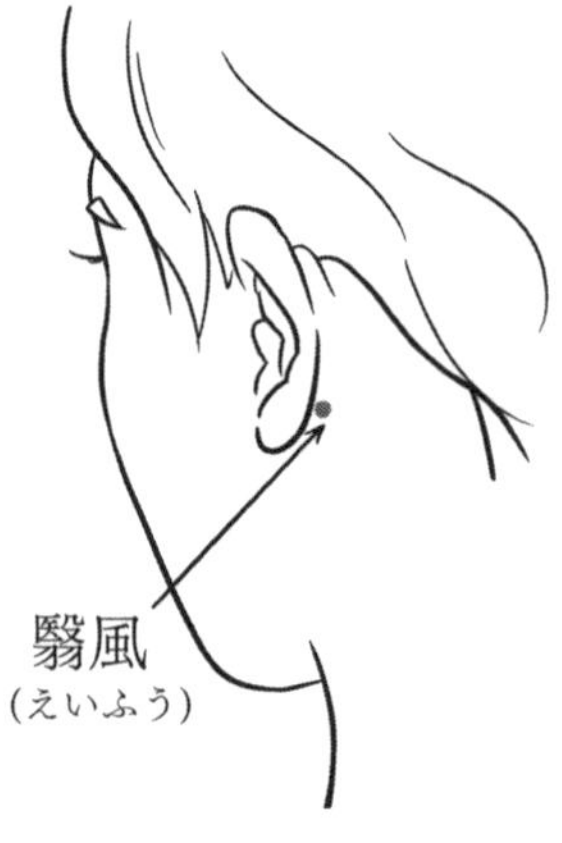

翳風　耳たぶの後ろ側。顎と耳の付け根辺りに凹み。顎を開いたり閉じたりすると、筋肉が動いている場所。

3 アトピーの痒みで寝ている間に体中を掻きむしることなく快適に迎える朝

アトピー性皮膚炎は難治性のやっかいな病です。子供は短い期間で改善しますが、大人の治療は非常に時間がかかります。その中でも、大人でステロイド外用剤の使用歴や内服歴がある方の治療が一番難しいです。

ステロイドの使用歴がない方は、治療するたびに痒みがなくなり、赤味も軽減していき、治療はさほど難しくありません。ところが、ステロイドを使用したことがある場合、脂肪に蓄積されているステロイドが治療により体液や血液にのって体表に出てくるため、炎症が起き、痒みがひどくなってしまうのです。ステロイドを抜く治療と肺、脾臓、腎臓の調整を並行して行うので時間がかかるうえ、ステロイドによる痒み復活という厄介な現象に耐えながらの治療となります。

現在治療中の患者Fさんは、ステロイドを10年以上内服していますが、かっさ治療開始後ステロイドの量を1錠から1/8錠まで、1/8に減らすことができ、近々ステロイドの内服を止める予定です。非特異的IgEという体内の特異的IgE抗体の総量も、中医かっさ治療開始前は7000IU/mℓだったのが、現在は3300IU/mℓまで下がっています。ちなみに成人の正常値は170IU/mℓですので、アレルギーがかなり重症だということがわかります。子宮筋腫もあったのですが、5㎝が3㎝になり、こちらも経過が良く、喜んでいただいています。

アトピー性皮膚炎の治療原則としては、肺、脾臓、腎臓、肝臓の経絡を通していきます。肌に炎症が起きて赤く痒みがある方は、肺と肝臓に熱がある場合が多いです。ラベンダー、レモン、ミント、ジャーマンカモミールなど涼性のエッセンシャルオイルを使用すると炎症が治まるのが早いです。

また、風化貝粉末もソマチッドを含み、ソマチッドが内包するケイ素（Si）がマイナスイオンを発するため、アトピー性皮膚炎に有効です。

4 鼻茸が消え、手術をキャンセルした慢性副鼻腔炎治療

上海時代の患者さんに、中医かっさ治療を始めてから慢性副鼻腔炎によってできていた鼻茸がなくなり、日本での手術をキャンセルしたOさんがいました。

上海の前は東欧に住んでいたのですが、海外生活が長く、鼻茸を長いこと手術できずにいたそうです。


鼻茸がある方は、Oさん同様、手術なしでかっさで鼻茸を小さくできる可能性が大です。慢性副鼻腔炎の方はぜひコツコツかっさを続けてみてください。

そして、ある日鼻水がバーっと出てきたら喜んでください。

鼻孔の腫れが引くと、鼻腔にたまっていた膿や鼻水が出てきます。そうすると、鼻腔中で鼻水や膿が発生しにくくなり、快癒に向かいます。

枇杷茶の飲用や鼻孔にエッセンシャルオイルの塗布をするのも良いです。舌先が赤いときは肺に熱がありますので、肺に帰経する涼性のオイルを使用します。舌先が赤くない方は温性や熱性のオイルも使用可能です。

枇杷茶は涼性なので、鼻腔の腫れを引かせます。また、水分代謝も非常に良くなります。私の場合、今日はやけに尿がたくさん出るなと思ったときは枇杷茶を飲んでいることが多く、トウモロコシの髭茶や豆茶も利尿作用がありますが、枇杷茶の利尿効果はそれらの中でも特に高いと感じています。

鼻茸の手術をしても体質が変わらなければ、数年後に鼻茸ができて再手術になるおそれもあります。

中医かっさで肺経をしっかり通せば今の鼻茸が小さくなるのはもちろんですが、再発のリスクも軽減できます。

おわりに　体を整えることで、薬や手術と無縁の人生を手に入れる

最後までお読みいただき、ありがとうございました。

本書に、一般の方が知らない婦人科の調子を良くし、薬や手術と無縁の人生を手に入れる方法をまとめました。本書を参考に、隙間時間に気軽に取り組めるかっさを日々の生活に取り入れ、ぜひ健康を手に入れてください。

私は、本書に留まらず、今後はアトピー性皮膚炎、突発性難聴、頭痛、不眠など難治性の病をかっさで治す本も世に送り出したいと考えています。

本書の企画を立ててくださった船ケ山哲先生、企画を持ち込んでいただいた有限会社インプループ小山睦男社長、出版にご協力いただいた株式会社評言安田喜根代表取締役、同社編集の小松初美様、かっさのイラストを担当し、私に生きる活力と稼ぐ理由を与えてくれる娘の彩華に感謝申し上げます。

２０２４年８月28日

安積 尚子

【参考文献および参考論文】

内海聡著『医学不要論』廣済堂出版、2018

張碧英、張再良編著『中医基礎理論』上海科学技術出版社

内海康満著『生命を支配する陰陽の法則』徳間書店、2010

高安正勝著『ぬちまーすの力』幻冬舎、2019

内海聡著『薬に殺される日本人―医者が警告する効果のウソと薬害の真実』ユサブル、2020

ケイ・ミズモリ著『超不都合な科学的真実』徳間書店、2007

有藤文香著『はじめての中医アロマセラピー』池田書店、2009

福島賢人著『新・カルシウム革命―風化貝化石ヒト臨床からみる骨力で攻めの養生』ゲンサイ、2020

内海聡著『医者に頼らなくてもがんは消える』ユサブル、2017

内海聡著『まんがで簡単にわかる！ 薬に殺される日本人―医者が警告する効果のウソと薬害の真実』ユサブル、2020

阿部稚里他「乳製品と乳がんとの関連―23 年間の縦断的国際比較研究」Nagoya Journal of Nutritional Sciences 2019，5，23-29

池田修一「子宮頸がんワクチン接種後の副反応：わが国の現状」昭和学士会誌，2018，78，303-314

寺嶋廣美「ハイパーサーミア（温熱療法）」福岡医誌，2004，95，89-97

奥村寛「細胞と熱」BME，1992，6，7-11

遠藤美智子他「薬膳で使用する健康食材の抗酸化力およびポリフェノール量」東京家政学院大学紀要，2019，59，175-182

■著者プロフィール

安積 尚子（あづみ なおこ）

1976年生まれ。岩手県出身。信州大学繊維学部卒。

中国国家中医薬管理局認定高級中医刮痧師。同国家試験試験官資格保有。

NPO活動法人日本刮痧（かっさ）協会会長。中医養生痧芸館代表。

1998年 中国に国費留学。2004年 中国広東省のカシオ計算機現地法人に勤務。2005年 中国上海の富士ゼロックス（当時）現地法人に転職。2006年 上海から蘇州へ転勤。蘇州にて友人の紹介でかっさ治療に出会う。

2010年 中国国家中医薬管理局認定高級中医刮痧師。同国家試験の試験官資格取得。2010年 上海にてかっさ治療院開業。開業から6年で月商200万円を達成。2017年 日本に帰国。奈良県にて開業。

延べ21,500人の治療実績。婦人科・アトピー・喘息・頭痛・難聴・不眠治療を得意とする。世界各地で弟子がかっさ治療を行っている。


本書を手にしてくださった方に、今回書籍に載せきれなかった、子宮筋腫を小さくし、貧血を短期間で改善する「腐植土抽出液」についてのミニ電子書籍をプレゼントいたします。以下のQRコードを読み取ってお申し込みください。

■企画協力　(有)インプルーブ　小山 睦男
■本文デザイン　岩井 峰人
■カバーデザイン　飯田 理湖
■イラスト　安積 彩華

子宮筋腫はセルフ中医かっさで
驚くほど小さくなる

2024年11月1日　初版　第1刷　発行

著　者　安積 尚子
発行者　安田 喜根
発行所　株式会社 評言社
東京都千代田区神田小川町 2-3-13 M&C ビル 3F
(〒101-0052)
TEL 03-5280-2550 (代表)　FAX 03-5280-2560
https://hyogensha.co.jp
印　刷　中央精版印刷 株式会社

ISBN978-4-8282-0747-6 C0077